Stefanie Goßmann

*... und gestern war noch alles anders*

# MEIN LEBEN MIT MORBUS CROHN

Herstellung und Verlag: Books on Demand GmbH, Norderstedt

Bibliografische Information der Deutschen Nationalbibliothek:

ISBN: 978-3-8423-8157-5

*Buchlayout: Barbara Kehnen Daten, Menden (Sauerland)*

*Titelgestaltung und Fotos: Sebastian F.A. Kehnen, Menden (Sauerland)*

**Inhaltsverzeichnis**

## *Vorwort*

Hallo, mein Name ist Stefanie Goßmann. Ich bin am 13.11.67 in Dortmund geboren und lebe seit 1991 mit der Krankheit Morbus Crohn. Lange habe ich überlegt, ob ich dieses Buch schreiben soll, denn es kostet schon einige Überwindung, so viele persönliche Dinge über sich zu erzählen.
Doch die Hoffnung, verstanden zu werden und anderen Betroffenen vielleicht ein bisschen Mut machen zu können, hat all meine Zweifel aus dem Weg geräumt. Durch die Höhen und Tiefen mit Morbus Crohn habe ich gelernt, wie wertvoll mein Leben eigentlich ist.
Nun weiß ich, es ist viel zu kostbar, um es einfach wegzuwerfen. Deshalb werde ich auch weiterhin daran glauben, dass diese Krankheit eines Tages vielleicht doch heilbar sein wird. Mein Selbstbewusstsein habe ich in den letzten Jahren auf jeden Fall wieder gestärkt, nachdem es z. b. durch dumme Sprüche und gemeine Aussagen anderer Menschen, die sich zum Teil sogar Freunde nannten, angeknackst war. Ich habe bis heute nicht verstanden, warum Menschen sich in Angelegenheiten einmischen, von denen sie keine Ahnung haben. Statt sich erst einmal kundig zu machen, z. b bei den betroffenen Personen selbst, werden lieber verletzliche Aussagen (z. b. über das Aussehen während der Einnahme von Cortison) gemacht. Ich werde in Zukunft auf jeden Fall mit dem Begriff „Freunde“ noch vorsichtiger umgehen.

*...und gestern war noch alles anders /
mein Leben mit Morbus Crohn*

Ich weiß noch genau, wie es damals angefangen hat. Wir, das heißt mein Mann Franko, mein Sohn Mike und ich wollten mit Bekannten in einen Park fahren. Als wir zum Auto gingen, bekam ich plötzlich tierischen Durchfall und starke Magenschmerzen. Ab diesen Zeitpunkt wurde die Toilette für mich, obwohl ich es noch nicht wusste, zum wichtigsten Ort in meinem Leben. Da wir dachten, es sei vermutlich eine Magen-Darm-Grippe, bin ich dann ein paar Tage später zu einem Arzt gefahren. Mein Hausarzt, zu dem ich später noch etwas sagen möchte, schickte mich dann zu einem Internisten nach Unna. Nach mehreren Untersuchungen in den folgenden Tagen, stellte man schließlich durch eine besonders aufwendige Röntgenuntersuchung den Chron fest.
Der Doktor teilte mir im anschließenden Gespräch die Diagnose mit. Das klang so kühl aus seinem Mund, als würde er mich gerade über einen Schnupfen aufklären. Da die Situation neu für mich war, hatte ich natürlich 1000 Fragen. Diese bekam ich dann nicht gerade freundlich beantwortet. Ich fühlte mich alleingelassen. Mit wenigen Informationen und feuchten Augen bin ich dann zu meiner Familie nach Hause gefahren. Nachdem ich meinem Mann alles erzählt hatte, nahm er mich in den Arm und sagte, dass wir es gemeinsam schaffen werden, mit der Krankheit zurechtzukommen. Jetzt konnte ich meine Tränen nicht mehr zurückhalten.

## *Ein neuer Lebensabschnitt*

Ich hatte beschlossen, mich mit dem Thema auseinanderzusetzen. Deshalb besorgte ich Informationsmaterial aus Apotheken, kaufte mir Bücher und ging in eine Selbsthilfegruppe. Die monatlichen Treffen mit der Gruppe waren am Anfang sehr interessant und informationsreich. Doch später verließ ich die Gruppe wieder, da nur noch Negatives auf mich einfloss. Alle erzählten nur noch von schlechten Erfahrungen die sie. u.a. mit Ärzten, Krankenhäusern und Rehamaßnahmen gemacht haben. Das alles trug nicht gerade zu meiner positiven Einstellung bei, die ich im Begriff war zu erlangen. Also beschloss ich, abzuwarten was mit mir und meinem Körper als nächstes passieren würde.

In den folgenden Wochen wurden die Bauchschmerzen (Darmschmerzen) immer heftiger und die Toilettengänge immer häufiger. Das waren die so genannten Schübe, die typisch für diese Krankheit sind. Durch die entzündlichen Veränderungen im Darm, die sich übrigens im ganzen Magen-Darmtrakt bis hin zur Speiseröhre ausbreiten können, bleibt einem in dieser Phase nur die Hoffnung auf Schmerzlinderung. Meistens endet es mit der Einnahme von Cortison oder um den Darm zu beruhigen mit einem Krankenhausaufenthalt. Mir blieb leider nur der Weg ins Krankenhaus.

Nach vielen Untersuchungen (große Darmspiegelung, Magenspiegelung u.s.w.), stellte man besonders im unteren Teil des Darms entzündliche Veränderungen fest.

Um die Schmerzen zu lindern, wurde ich künstlich über einen Tropf ernährt.

Nach zwölf Tagen durfte ich wieder nach Hause. Das war im Juli 1991. Ich wog nun einige Kilo weniger (trotz hoher Cortisondosis). Leider durfte ich mich auch nur kurzfristig über eine Besserung freuen, da mein Hausarzt sich als inkompetent erwies. Er setzte die hohe Dosis Cortison innerhalb kürzester Zeit ab. Dieses hatte für mich zur Folge, dass sich mein Gesundheitszustand abrupt verschlechterte.
Durch Zufall geriet ich dann an einen Gastroenterologen in Unna. Eigentlich ging es damals um mein Hämorrhoidenleiden, das ich durch die häufigen Stuhlgänge nicht mehr im Griff hatte. Die Schmerzen am After waren zum Teil so stark, dass ich nicht mehr sitzen konnte. Ich bekam nun Spritzen in mein Hinterteil, die äußerst unangenehm waren.
Nachdem diese Behandlung als aussichtslos beendet wurde, mir Herr Dr. Schicker aber sehr sympathisch erschien, fragte ich ihn nach einer Weiterbehandlung meines Crohns. Später stellte ich fest, dass ich eine kluge Entscheidung getroffen hatte.
Endlich hatte ich jemanden gefunden, der nicht nur kompetent, sondern auch sehr menschlich war. Egal welche Fragen ich auch stellte, ich bekam alles ausführlich erklärt, denn mein Arzt war davon überzeugt, dass die Aufklärung und die Zusammenarbeit mit dem Patienten die wichtigsten Voraussetzungen sind, um die Krankheit zu akzeptieren und mit ihr zu leben.
In den folgenden Monaten redete ich mir immer ein, dass ich mit meiner Situation gut klar käme und alles unter Kontrolle hätte. Leider belog ich mich da selbst. Nach außen hin wollte ich immer die Starke sein. Nie hätte ich zugegeben wie

schlecht es mir oft doch ging und dass die Schmerzen teils unerträglich waren. Schließlich wollte ich doch die perfekte Ehefrau und Mutter sein. Wie oft wurde mir gesagt, dass ich mehr an mich denken sollte, statt mir noch die Probleme anderer aufzuhalsen. Ich müsste viel ruhiger werden, auch mal Dinge (z. b. im Haushalt) liegenlassen können. Ja, reden können sie alle gut. Ich bin nie der Typ gewesen, der auf fremde Hilfe angewiesen sein wollte. Immer war ich sehr selbständig und vor allem habe ich alles hundertprozentig gemacht. Also sah ich nicht ein, warum das jetzt anders sein sollte.
In der Selbsthilfegruppe wurde mir nahe gelegt, einen Schwerbehindertenausweis zu beantragen. Das tat ich dann 1993 auch. Nach ärztlichen Untersuchungen und einem Gespräch bei einem Vertrauensarzt kam die Sache ins Rollen.
Nach fünf Monaten wurde dem Antrag stattgegeben. In einem Schreiben teilte man mir mit, dass die Behinderung 50 Prozent betragen würde. Dass es ein Fehler war, den Ausweis zu beantragen, merkte ich erst viel später. Im gleichen Jahr fuhr ich mit meinem Sohn zu einer Mutter-Kind - Kur, zu der ich mich von meinem Arzt hatte überreden lassen. Er war nämlich der Meinung, dass ich dringend eine Kur benötigen würde. Ich machte ihm klar, dass ich ohne meinen Sohn nicht fahren würde, da er nicht einmal drei Jahre alt war. Also schickte er uns gemeinsam weg und das war genau auf Mikes Geburtstag.

## *...und dann kam die Kur*

Die Kur sollte für mich eine Erholung sein. Bis auf einige Anwendungen/Behandlungsmaßnahmen sollte ich mir die Ruhe antun. Natürlich kam alles ganz anders. Zuerst einmal waren die Wege zu den Anwendungen sehr weit. Man musste kreuz und quer durch die Stadt fahren. Dadurch waren wir den ganzen Vormittag unterwegs. Teilweise musste ich mich beeilen, um rechtzeitig zum Mittagessen zurück zu sein. Nachmittags wollten dann natürlich auch die Kinder, die vormittags beaufsichtigt wurden, beschäftigt werden. Also taten wir uns zu mehreren zusammen, um mit ihnen etwas zu unternehmen. Wenn die Kinder abends im Bett waren, setzten wir uns gemütlich zusammen. Wir hatten fast alle ein Babyphon, da wir selbst auf sie aufpassen mussten.
Es wurden vom Haus auch einige Aktivitäten angeboten (z. b. Bastelabende).
Wir bekamen auch die Gelegenheit zu einem Gespräch mit einer Psychologin.
Obwohl ich früher immer gedacht hatte, das wäre ein Arzt für Verrückte, aber trotzdem sehr neugierig war, ließ ich mir einen Gesprächstermin geben.
Alles lief ganz anders ab, als ich es mir vorgestellt hatte. Es half mir sehr, mit einer unvoreingenommenen Person zu reden, die mich gar nicht kannte. Sie stellte ihre Fragen so geschickt, dass ich gar nicht merkte, wie offen ich ihr gegenüber wurde. Ich hatte diese Frau nie zuvor gesehen und doch offenbarte ich ihr mein ganzes Leben.

Im Laufe des Gesprächs wurden mir einige Dinge klar, die ich vorher gar nicht wahrgenommen hatte. Meine Vergangenheit wurde aufgearbeitet, die ich versucht hatte zu verdrängen.
Es gab viele Probleme als meine Mutter 1985 mit nur 40 Jahren an Krebs starb.
Ich wandte mich von einzelnen Familienmitgliedern, wie meinem Stiefvater und meinem Bruder ab. Es war so viel geschehen, dass ich dachte, es sei besser, wenn ich mein Leben ohne sie fortsetzen würde. Mit meinem leiblichen Vater hatte ich erstmals nach dem Tod meiner Mutter (sie trennten sich schon vor meiner Einschulung) wieder Kontakt. Doch leider hielt auch dieser nicht sehr lange an.
Es blieb mir zum Glück noch meine Schwester, die immer für mich da war. Dafür bin ich ihr heute noch sehr dankbar.
Doch ich merkte lange nicht, wie sehr mich diese Situation belastete. Viele Fragen blieben offen, die zum Teil bis heute nicht beantwortet sind und es wahrscheinlich auch nie sein werden.
Da ich mit Franko, seiner Mutter und Mike eine tolle kleine Familie hatte, dachte ich vergessen zu können. Doch trotz aller Bemühungen ihrerseits, blieb ein Loch in meinem Herzen. All dieses konnten/können Auslöser für die Krankheit Morbus Crohn sein.
Die Psychologin erklärte mir, dass ich mit meinen damaligen 17 Jahren zu vielen Belastungen Stand halten musste. Die vielen familiären Probleme, die Lehrzeit und die damit verbundenen Prüfungen, niemanden, mit dem ich offen über meine Probleme reden konnte oder auch wollte. Mein Körper teilte

mir nun auf diese Weise mit, dass es so nicht weiter gehen durfte. Doch zwischen allen Belastungen und dem Ausbrechen der Krankheit liegen Jahre. Ich fragte die Psychologin, wie das alles zusammen passt. Sie sagte mir, dass der Körper manchmal sehr lange braucht, um Warnsignale zu senden. Das kann dann so wie bei mir Jahre dauern, bis sich das in Form einer Krankheit bemerkbar macht.
Nach Aussagen von Ärzten und Wissenschaftlern soll das Auslösen der Krankheit psychische Ursachen haben. Zu Anfang habe ich daran noch nicht geglaubt. Doch mittlerweile muss ich zugeben, dass da etwas Wahres dran ist. Mir ist nämlich u. a. auch aufgefallen, dass mein Darm sich bei größeren Aufregungen sofort bemerkbar macht.
Das Gespräch mit der Psychologin dauerte fast zwei Stunden und ich war sehr überrascht, wie befreit ich danach war. Ich sah nun viele Dinge aus einer anderen Sicht. Was nicht heißen soll, dass meine Probleme plötzlich verschwunden waren, aber ich konnte nun ganz anders mit ihnen umgehen.
Am Wochenende durften uns unsere Männer besuchen. Im Gegensatz zu mir, freute sich Mike gar nicht so sehr darüber. Da er wohl das Gefühl hatte, dass sein Papa uns alleingelassen hatte, wollte er nichts von Franko wissen. Franko konnte sich noch so sehr bemühen, es half nichts. Also ließ er ihn erst einmal in Ruhe und versuchte es bei seinem nächsten Besuch noch mal. Doch leider wurde es nur noch schlimmer, so dass Mike weinte, wenn Franko nur in seine Nähe kam. Ich war ratlos und Franko total enttäuscht.

So kam es dann, dass Franko uns bis zum Schluss nicht mehr besuchte und wir nur noch telefonierten. Auf diese Weise beruhigte sich Mike wieder.
So lief jeder Tag fast gleich ab. Deshalb war ich sehr froh, als auch der letzte Tag zu Ende ging.
Mit Mike hatten wir dann noch mal Probleme, als er ins Auto einsteigen sollte.
Es dauerte auch zu Hause noch eine Weile, bis die beiden wieder ein Herz und eine Seele wurden. Die Kur hatte mir persönlich nicht gerade viel gebracht. Statt der Ruhe hatte ich viel Aufregung und viele Laufereien.

## *Eine schwere Entscheidung*

Im Januar 1994 beschloss ich nach einer Aufklärung über die Vor- und Nachteile einer zweiten Schwangerschaft, mich sterilisieren zu lassen.
Da die Pille durch den ständigen Durchfall als Verhütungsmittel nicht mehr sicher genug war und ich die Spirale nicht vertrug, glaubte ich den richtigen Weg gewählt zu haben.
Vor dem Eingriff wurde ich in einem Gespräch von mehreren Ärzten darauf hingewiesen, dass es fast unmöglich wäre, eine Sterilisation rückgängig zu machen. Sie mussten mir das sagen, um sich gegen spätere Vorwürfe zu schützen. Sie fragten mich dann auch, warum mein Mann sich diesem Eingriff nicht unterziehen würde, da es bei Männern einfacher wäre, eine Sterilisation rückgängig zu machen. Ich erklärte ihnen, dass ich meinem Mann keine Steine in den Weg legen wollte, falls

es mit uns mal schief gehen sollte. Davon abgesehen, haben uns damals mehrere Ärzte klar gemacht, wie gefährlich eine zweite Schwangerschaft sein könnte.
Im Normalfall wird bei einer Frau unter 30 mit weniger als zwei Kindern dieser Eingriff überhaupt nicht vollzogen. Da die Ärzte aber über meinen Crohn Bescheid wussten, stimmten sie in diesem Fall zu.

### *Eine neue Erfahrung: Der Reha-Aufenthalt*

Nach ständigem Auf und Ab in den folgenden Monaten, kam ich um einen Aufenthalt in einer Reha-Klinik nicht mehr herum. Nachdem mein Arzt alles nötige veranlasste, u.a. ein Gespräch mit einem Vertrauensarzt, kam ich im April 1995 nach Bad Triberg.

Nach der Aufnahme, wozu eine allgemeine Untersuchung und ein anschließendes Gespräch mit dem zuständigen Arzt gehörten, wurde ein Behandlungsplan für die nächsten vier Wochen erstellt. Zu diesem gehörten unter anderem Massagen, Gymnastik und 'Autogenes Training'.
Das 'Autogene Training' empfand ich eigentlich als sehr angenehm. Dafür musste ich bei der Gymnastik schon nach kurzer Zeit Einschränkungen machen. Die Übungen, die für den Bauch vorgesehen waren, bereiteten mir große Schmerzen. Bei den Massagen wurden die Fangopackungen weg gelassen, da ich durch die Wärme auch hier Bauchschmerzen bekam.

Zu den normalen Anwendungen kamen noch die regelmäßigen Blut - und Urinkontrollen. Es wurde auch ein 24 Stunden-Stuhlgang-Test gemacht. Dabei musste man einen Tag lang seinen Stuhlgang in einem Topf sammeln. Das war nicht gerade angenehm, da der Topf die ganze Zeit im Zimmer stand. Im schmerzfreien Zustand habe ich etwa vier bis sechs Stuhlgänge täglich. Während eines Schubes können sich diese auch verdoppeln. Der Stuhl ist meistens sehr dünn (Durchfall). Es kommt vielleicht ein bis zwei Mal im Jahr vor, dass er normal ist.

Es wurde auch für jeden ein Essensplan erstellt. Demnach bekam ich Schonkost und eine zusätzliche Zwischenmahlzeit.
Ich hatte das Gefühl gemästet zu werden. Um acht Uhr gab es Frühstück und um Punkt zehn Uhr sollte ich dann die Zwischenmahlzeit einnehmen. Dazu musste ich in den Speisesaal gehen und die mir vorher ausgehändigte Karte vorzeigen, die dann unterschrieben wurde.
Wenn man dort nicht erschien (z.B. weil man keinen Hunger hatte), gab es Ärger. Ich hatte damit gerechnet, dass es Obst oder Pudding geben würde. Doch ich traute meinen Augen nicht. Dort stand fettige Suppe, bei deren Anblick mir übel wurde.
Ich konnte nicht verstehen, warum Magen- und Darmkranken solche Speisen angeboten wurden. Dieses Spielchen wiederholte sich dann noch mehrfach, bis ich mich weigerte, weiterhin eine Zwischenmahlzeit einzunehmen. Mit der Androhung, dass diese Verweigerung im Abschlussbericht stehen würde, konnte ich leben. Schließlich ging es hier um meinen Körper

und mein Wohlbefinden. Ähnlich lief es auch bei den Hauptmahlzeiten ab. Hatte ich keinen Hunger oder blieb etwas auf dem Teller zurück, wurde dieses schriftlich festgehalten.
Ich kam mir vor wie im Kindergarten.
Da ich mich zu den Morbus-Chron-Kranken zähle, die meistens froh sind, wenn sie überhaupt etwas essen können, lasse ich mir nicht vorschreiben, wie und vor allem wann ich die Mahlzeiten zu mir nehme. Das Essverhalten jedes einzelnen hat sicher einen gewissen Einfluss auf den Verlauf der Krankheit, doch der Umgang mit den Speisen und dessen Verträglichkeit, muss erlernt und erprobt werden, da jeder Organismus anders darauf reagiert.
Der Verlauf der Krankheit und seine Auswirkungen kann also bei jedem Chron-Kranken verschieden sein. Deshalb kann nur der Betroffene selbst beurteilen, wie und wann er etwas zu sich nehmen möchte. Der Körper sendet dann schon die entsprechenden Signale, die man mit der Zeit zu verstehen weiß.
Ich habe mich jedenfalls über diese und andere Vorgänge in der Reha-Klinik sehr geärgert. Mir ging es dann einige Tage nicht so gut, so dass ich wieder eine höhere Cortisondosis einnehmen musste.
Nach den ersten zwei Wochen kam man mir gleich mit einer Kurverlängerung, die ich sofort ablehnte. Zum einen, weil ich meine Familie sehr vermisste und zweitens hätte ich es auch nicht länger als vier Wochen dort ausgehalten.
In der letzten Woche ging es mir dann wieder ganz gut. So ließ ich diese noch behutsam ausklingen und fuhr dann endlich wieder nach Hause.

Dr. Schicker, der mich ja in die Klinik eingewiesen hatte, weil er vor seiner Selbständigkeit dort gearbeitet hatte, habe ich dann alle Vorfälle geschildert. Er hatte die Klinik in besserer Erinnerung. Na ja, ich war jedenfalls froh, nicht noch länger dort verweilen zu müssen.

Abschließende Worte zu dieser Kur:

- Man fühlt sich sehr einsam ohne seine Familie (dies kann sich negativ auf das Kurergebnis auswirken).
- Es sind auch nach mehreren Wochen noch Berührungsängste gegenüber anderen Patienten da, weil man Angst hat, nicht verstanden zu werden.
- Obwohl dort alles Menschen sind, die in irgendeiner Form Probleme mit ihrem Körper haben, will man seine Schwächen nicht zeigen, denn Krankheit wird in unserer Gesellschaft als Zustand angesehen, der nicht sein darf, den der Betroffene möglichst schnell beseitigen lassen muss.
- Der Betroffene selbst sieht dies als Kontrollverlust über seinen Körper, fühlt sich diesem unterlegen.
- Er muss stark sein, obwohl er vielleicht schwach ist.
- Der Mensch muss funktionieren.
- Zeigt man seine Schwächen offen, wird man nicht mehr voll akzeptiert, obwohl man sicher auch seine Stärken hat.
- Kranke möchten kein Mitleid, sie möchten die Chance haben zu zeigen, was in ihnen steckt, besonders im Berufsleben.
- Nicht jeder Kranke ist arbeitsunfähig.
- Viele Kranke arbeiten härter als andere, um zu zeigen, dass sie fähig sind.
- Es ist an der Zeit, dass auch Arbeitgeber dies akzeptieren und unterstützen.

*Ein Wunsch geht in Erfüllung*

Da ich in meinem Leben immer sportlich aktiv war, habe ich mir dann 1995 einen großen Wunsch erfüllt. Schon als Kind habe ich sehr gerne Fußball gespielt. Doch zu diesem Zeitpunkt gab es leider noch keine Mädchen bzw. Frauenfußballvereine, so dass ich erst einmal in einen Handballverein ging. Dort war ich dann auch über zehn Jahre aktiv, bis ich kein Interesse mehr daran hatte. Von 1993-95 habe ich dann in einer Männer-Hobbytruppe Fußball gespielt. Das hat sehr viel Spaß gemacht, war aber immer noch nicht das, was ich eigentlich wollte. Durch Zufall erfuhr ich dann von dem Frauenfußballverein „SC Hennen“.
Ich schaute mir dann mal das Training an. Nachdem ich des öfteren dort war, entschloss ich mich für diesen Verein. Mit fast 28 Jahren hatte ich mir meinen Wunsch also endlich erfüllt.
Im Laufe der Zeit lernte ich nette Leute kennen, mit denen ich auch privat vieles unternahm.
Hierzu gehörten unter anderem Tanni und Antje.
Jeder erzählte dies und jenes von sich, so dass auch ich mich nach einiger Zeit öffnete.
Alle wussten nun von meiner Krankheit und akzeptierten sie. Keiner guckte mich dumm an, wenn ich beim Training nicht die volle Leistung bringen konnte. Genau das habe ich gebraucht.
Ich war glücklich und zufrieden. Das wirkte sich natürlich auch positiv auf mein Wohlbefinden aus.

*Ein neues Ziel*

Schon seit längerer Zeit hatte ich das Bedürfnis ins Berufsleben zurückzukehren. Da mein Sohn nun schon seit über einem Jahr im Kindergarten war und sich dort sehr wohl fühlte, bot sich nun die Gelegenheit dazu.
Deshalb bewarb ich mich 1995 bei einem großen Möbelunternehmen als Lageristin. Trotz des Schwerbehindertenausweises, den ich zu diesem Zeitpunkt ja noch besaß, bekam ich die Stelle und sollte im Oktober des gleichen Jahres mit der Arbeit beginnen.
Darüber freute ich mich natürlich sehr und wollte nun zeigen, wie fleißig, ehrlich und gewissenhaft ich bin. Nach drei Monaten Probezeit bekam ich einen Jahresvertrag.
Zu Anfang bestand meine Aufgabe darin, Waren wie z.b. Gläser, Porzellan, Bettwäsche u. a. für den Verkauf vorzubereiten.
Später teilte man mich für das Kommissionieren, Auszeichnen und Lagern von Bildern und Rahmen ein. Diese Aufgabe war sehr abwechslungsreich und machte mir großen Spaß. Ich konnte nun endlich selbständig arbeiten und Verantwortung übernehmen. Meine Vorgesetzten im Lager waren sehr zufrieden mit mir und gingen davon aus, dass ich später übernommen werden würde.

*...und da war da noch...*

Beruflich klappte es also besser, als ich erwartet hatte. Leider wurde ich aber im Privatleben immer unzufriedener. Ich war nun seit sechs Jahren verheiratet. Unsere Beziehung war immer sehr harmonisch. Größere Streitereien oder Auseinandersetzungen gab es bei uns nie. Wir redeten über Probleme und beseitigten sie. Doch ein Problem, was ich eigentlich schon seit Jahren hatte, aber irgendwie immer wieder verdrängte, ließ mir einfach keine Ruhe mehr.
Es fällt mir nicht leicht darüber zu reden, da es etwas sehr Privates ist. Doch da gerade dieser Punkt in Bezug auf die Krankheit mein ganzes Leben veränderte, kann ich dieses Thema nicht überspringen.
Ich hatte kaum noch das Bedürfnis auf Intimitäten. Wir hatten schon mal so eine Zeit, in der wir alles Mögliche probiert haben, um die Situation zu verbessern. Damals dachte ich, wir hätten das Problem in den Griff bekommen. Heute glaube ich, dass ich mir da etwas vor gemacht habe. Ich weiß auch gar nicht, warum ich Angst hatte, mit Franko darüber zu reden. Schließlich hatten wir bisher doch für alles eine Lösung gefunden.

Franko wusste nicht, was sich in meinem Kopf abspielte. Woher sollte er auch? Für ihn war die Welt noch in Ordnung. Denn wenn ich einen Schub hatte, dann lief auch schon mal längere Zeit nichts zwischen uns. Für ihn stand meine Gesundheit immer an erster Stelle.

Doch da wir in ein paar Wochen mit unserem Sohn Mike und einem weiteren Pärchen nach Florida fliegen wollten und ich so naiv war zu glauben, dass mein Kopf dort wieder frei werden würde, hielt ich auch weiterhin meinen Mund.

Bevor wir dann im Frühjahr 1996 nach Florida flogen, traf ich mich noch ein paar Mal mit Tanni. Sie war mittlerweile meine beste Freundin und konnte sehr gut zuhören. Ich hatte schon öfter vor, mit ihr über mein Problem zu reden. Doch ich wusste nicht so recht, wie ich anfangen sollte.

### *Mein Traumurlaub*

So flogen wir dann erst einmal in den Urlaub. Es war wunderschön dort. Wir hatten sehr viel Spaß. Es gab so viel zu sehen, dass ich wirklich für kurze Zeit den Kopf wieder frei hatte.
Die Klimaumstellung bekam mir allerdings nicht so gut. Am ersten Tag lag ich mit über 40 Grad Fieber im Bett. Ich hatte Magenkrämpfe, Schüttelfrost, Brechreiz und jede Menge Durchfall. Ich dachte schon, der Urlaub wäre für mich gelaufen. Doch am nächsten Tag ging es mir wieder besser, da mich die Gastfamilie (ein deutsches Ehepaar, das schon seit vielen Jahren dort lebte, hatte uns das Haus vermietet), mit den richtigen Medikamenten versorgte.
So wurde es noch ein wunderschöner Urlaub. Wir unternahmen vieles und hatten auch sonst sehr viel Spaß. Das Haus war sehr groß. Es hatte einen eigenen Pool, große Wohn- und

Schlafräume und sah auch von außen sehr vornehm aus. Wir besuchten Disneyland und Seaworld.
Das war einfach unglaublich schön.
Die Gastfamilie lud uns zu einem Tagesausflug in den Dschungel ein. Dort erlebten wir unglaublich faszinierende Dinge. Außerdem zeigten Sie uns die schönsten Strände, die so weiß und sauber waren, dass man ins Schwärmen geriet. Kilometerweit war kein Mensch zu sehen. Es war wie ein Traum. Leider waren das alles Privatstrände, so dass man nur als Mitglied eines Clubs Zugang hatte.
Die Gastfamilie war während unseres gesamten Aufenthalts in Florida für uns da. Sie waren telefonisch immer erreichbar und halfen, wenn es irgendwelche Probleme gab. Sie wollten uns einen unbeschwerten Urlaub ermöglichen. Ja, das war ein Traum von einem Urlaub. Ich fühlte mich frei und war so locker, wie schon lange nicht mehr. Leider hielt das nicht ewig an. Mein Appetit war nicht besonders groß. Das lag natürlich auch mit an der Hitze, die in Florida herrschte.

Meiner Freundin Tanni schrieb ich in dieser Zeit eine Karte und einen langen Brief.
Einmal rief ich sie sogar an, weil ich das Bedürfnis hatte, persönlich mit ihr zu sprechen.
Obwohl ich mit meiner Familie zusammen war, vermisste ich sie sehr.
So ging auch dieser Urlaub zu Ende und wir mussten wieder nach Hause.

## *Zurück zu Hause*

Dort hatte mich der Alltag schnell wieder eingeholt. Auch Tanni merkte, dass mit mir etwas nicht stimmte. Es dauerte aber noch eine ganze Weile, bis ich ihr von meinem Problem erzählte. Sie fiel aus allen Wolken, da Franko und ich auch für sie das Traumpaar waren.
Ich bat Tanni um einen Rat. Sie sagte, ich sollte so schnell wie möglich mit Franko darüber reden. Schließlich hätten wir bisher für alles eine Lösung gefunden. Außerdem müsste ich meinen Kopf wieder frei bekommen, da sich die Belastungen negativ auf meine Krankheit auswirken könnten. Ihr war auch aufgefallen, dass ich im Urlaub abgenommen hatte. Sie war davon überzeugt, dass das mit meinem Problem zusammenhing.

Am nächsten Abend erzählte ich Franko alles. Er wusste gar nicht, was er sagen sollte. Für ihn brach eine Welt zusammen. Im ersten Moment war ich sehr erleichtert, dass es endlich raus war, doch Frankos Anblick verunsicherte mich sehr.
Er fragte mich sogar, ob es möglich wäre, dass ich mich zu Frauen hingezogen fühlte. Ich wehrte mich gegen diesen Vorwurf, da ich bisher noch keinerlei Ambitionen in diese Richtung hatte. Dass er Tanni damit meinte, wurde mir erst viel später klar.
In den nächsten Wochen redeten wir viel und unternahmen einiges, um dem Problem entgegenzuwirken. Doch nichts davon war effektiv genug, um auf Dauer Bestand zu haben.

Meine letzte Hoffnung war ein Gespräch mit meinem Arzt. Leider konnte er mir auch nicht weiter helfen. Nachdem ich ihm das Problem geschildert hatte, sagte er nur, dass einige seiner Morbus-Crohn-Patienten dieses Problem hätten. Erfahrungsgemäß würde sich der Zustand aber im Alter von etwa 50 Jahren wieder bessern. Das haute mich dann völlig um. Ich konnte doch nicht von meinem Mann erwarten, dass er über 20 Jahre mit dieser Situation leben würde.
So vergingen Wochen, in denen wir uns immer weiter voneinander entfernten. Die Angst, missverstanden zu werden, wuchs ständig. Wir liebten uns, fanden aber keinen Ausweg.
Spätestens jetzt wurde uns klar, dass unsere Ehe nicht mehr zu retten war. Deshalb beschlossen wir, uns in Freundschaft zu trennen.

Die nächsten Wochen wurden zum Chaos der Gefühle. Wir lebten weiterhin in einer Wohnung, da ich zuerst eine andere passende für Mike und mich finden musste.
Mittlerweile hatten wir uns doch ziemlich auseinander gelebt und wussten nun, dass es nicht mehr die große Liebe war. Uns verbanden noch eine enge Freundschaft und natürlich unser Sohn Mike. Wir versuchten alles, um ihn glücklich zu machen.

In einem Gespräch erklärten wir ihm, dass wir demnächst zwei Wohnungen haben werden, er aber auf keinen von uns beiden verzichten müsste. Mama und Papa werden auch weiterhin immer für ihn da sein.

Er nahm das alles sehr gelassen hin, wie es für sein Alter wohl normal war, weil er die Situation nicht einschätzen konnte.

An meinem Darm war das Gefühlschaos natürlich auch nicht spurlos vorbei gegangen. Die Durchfälle häuften sich und die Schmerzen wurden stärker. Es war ja auch nicht so einfach, einen Mann zu verlieren, den man elf Jahre lang geliebt hat.
Ich versuchte mich mit Arbeit, Haushalt und Fußball spielen abzulenken. Zudem war ich jetzt immer häufiger mit Tanni zusammen.
Bekannte von Franko und mir wandten sich von uns ab, da sie angeblich mit der Situation nicht zurecht kamen. Das fanden wir schon recht komisch. Schließlich sollten sie sich nicht auf eine Seite schlagen, sondern einfach für uns da sein.
Doch da sieht man mal wieder, dass viele, die sich Freunde nennen, nur Sprücheklopfer sind.
Im Gegensatz zu diesen Leuten war Tanni immer für mich da. Wir sahen uns nun fast täglich und ich freute mich über jede Minute, die ich mit ihr verbringen konnte.

### *Aus Freundschaft wird Liebe*

Doch plötzlich kamen Gefühle ins Spiel, die mich noch mehr verwirrten. Ich hatte endlich etwas Abstand zu der langjährigen Beziehung mit Franko bekommen, da bemerkte ich ein heftiges Kribbeln im Bauch, sobald Tanni in meiner Nähe war. Dieses 100000-Volt-Gefühl hatte ich schon lange nicht mehr gespürt. Doch wie konnte das sein? Sie war doch meine beste

Freundin und nicht mehr, oder? Diese Frage stellte ich mir immer wieder, doch das brachte mich auch nicht weiter.
Wieder wurde mein Darm durcheinander gebracht. Irgendwie hing ich noch an Franko, war aber auf dem besten Weg, mich in meine Freundin zu verlieben. Ich hatte immer gedacht, mir könnte so etwas nicht passieren. Außerdem wusste ich ja nicht einmal, ob Tanni genauso fühlte. Doch ich wollte es herausfinden, damit ich endlich meine innere Ruhe wiederfinden konnte. Deshalb beobachtete ich Tanni in der nächsten Zeit ganz genau.
Meine Gefühle für sie wurden immer stärker, aber ich traute mich nicht mit jemanden darüber zu reden. Mittlerweile war ich mir fast sicher, dass sie genauso fühlte wie ich, doch keiner von uns wollte seine Gefühle preisgeben, aus Angst die Freundschaft zu zerstören.
So vergingen noch Wochen der Unsicherheit, bis zum 10. August 1996. An diesem Tag brachen alle Dämme. Wir gestanden uns unsere Liebe. Den ersten Schritt dazu machte ich selbst, weil ich die Ungewissheit nicht mehr aushalten konnte. Es vielen schwere Steine von meinem Herzen, als Tanni mir sagte, was sie für mich fühlte. Jetzt beruhigte sich auch mein Darm wieder. Die starken Schmerzen und der ewige Durchfall hatten mich wieder eine Menge Kraft und einige Kilos gekostet. Doch ich war glücklich. Wir wussten zwar noch nicht, wie wir mit dieser neuen und auch nicht ganz alltäglichen Liebe umgehen sollten, doch wir wollten es herausfinden.

Ich erzählte Franko, was in den letzen Wochen in mir vorging und dass Tanni und ich nun zusammengehören würden. Er war nicht sehr überrascht und fühlte sich in seiner Vermutung bestätigt. Denn die Frage, ob ich mich zu Frauen hingezogen fühlte, hatte er mir ja schon viel früher gestellt, doch zu dem Zeitpunkt habe ich daran noch nicht gedacht.

Er gönnte uns das Glück und die Zufriedenheit. Ich war irgendwie erleichtert, obwohl wir nicht mehr zusammen waren.

### *Unser erster gemeinsamer Urlaub*

Tanni, mein Sohn Mike und ich fuhren dann im gleichen Monat erst einmal für ein paar Tage nach Fehmarn, um uns richtig zu erholen.
Das war ein super Urlaub. Wir hatten viel Spaß und unternahmen einiges. Endlich konnte ich mal wieder richtig entspannen und ich fühlte mich super gut.
Als wir wieder zu Hause waren, wurde alles wieder etwas schwieriger.
Wir hatten zwar mittlerweile eine gemeinsame Wohnung gefunden, aber die wurde erst am 01.01.97 frei. Wie sollte es also die nächsten vier Monate weitergehen? Ich lebte noch mit Franko in einer Wohnung und Tanni noch bei ihren Eltern. Für Franko war die Situation auch nicht gerade einfach, trotzdem setze er mich nie unter Druck. Bei Tanni war das schon schwieriger. Ihre Mutter akzeptierte unsere Bindung nicht, das bekamen wir oft zu spüren.
Wo sollten wir uns also in Zukunft außerhalb des Fußballtrainings treffen? Wir mussten uns leider mit der Situation zu-

frieden geben. Glücklicherweise gab uns unsere gemeinsame Freundin Antje in der schwierigen Zeit öfter mal die Gelegenheit, bei ihr zu übernachten. Dafür sind wir ihr heute noch sehr dankbar. Sie war zu diesem Zeitpunkt eine der wenigen, die über uns Bescheid wusste. Wir hielten unsere Beziehung ziemlich geheim, da wir nicht wollten, dass über uns geredet wurde.

### *Der erste Rückschlag*

So verging einige Zeit mit weiteren Höhen und Tiefen, bis ich dann auch noch am 31.12.96 unverhofft die Kündigung von meinem Arbeitgeber bekam. Damit hatte ich überhaupt nicht gerechnet, da ich mittlerweile eine eigene Abteilung hatte, für die ich im Wareneingang verantwortlich war. Meine Chefs waren zufrieden mit meiner Arbeit und konnten es gar nicht verstehen. Ein Verantwortlicher der oberen Etage, den ich vielleicht zweimal in den 15 Monaten gesehen hatte, gab mir die Kündigung und sagte, dass er bei Zeitverträgen keine Gründe angeben muss. So musste ich die Kündigung hinnehmen und fuhr mit Tränen in den Augen nach Hause. Da ich mich ziemlich mies fühlte, rief Franko sofort Tanni an, die dann kurze Zeit später bei mir war.
Wir haben alle ziemlich lange darüber nachgedacht und kamen zu dem Entschluss, dass es nicht an meiner Arbeit lag, sondern an dem Schwerbehindertenausweis, den ich noch besaß.
Wenn ich in ein unbefristetes Arbeitsverhältnis übernommen worden wäre, hätte mein Arbeitgeber es in Zukunft schwerer

gehabt mich zu kündigen. Außerdem hätten mir ein paar Tage Urlaub mehr zugestanden. Dazu kommt noch, dass ein Arbeitgeber für einen Zeitraum von etwa zwölf Monaten (ganz genau weiß ich es nicht) Gelder für die eingestellten Arbeitnehmer mit Schwerbehindertenausweis bezieht. Da stelle ich mir doch die Frage, ob ich 15 Monate (mit Probezeit) ausgenutzt worden bin. Denn danach kann die Stelle auf die gleiche Weise wieder besetzt werden, so dass das Unternehmen nach außen hin immer gut aussieht. Ich finde diese Art und Weise sehr erniedrigend, da ich lange genug bewiesen hatte, dass ich meinen Job gut mache. Für mich und sicher auch für viele andere, die diese Situation schon einmal erlebt haben, bedeutet das ein Zwei-Klassen System. Das war das erste Mal, dass ich so etwas zu spüren bekommen hatte.

Da ein Job in meiner Situation sehr wichtig war, beschloss ich zum Versorgungsamt zu fahren und den Ausweis zurückzugeben. Der Beamte, der mir dort gegenüber saß, schaute mich fassungslos an, als ich ihm die Situation schilderte. Er wollte dann noch klarstellen, dass ich nun all die Vorteile, die ich angeblich mit diesem Ausweis hatte, nicht mehr nutzen könnte. Ich hatte bisher nur schlechte Erfahrungen damit gemacht, so dass ich glücklich und erleichtert war, als ich ihn endlich los war. Zufrieden verließ ich das Amt.

*Eine neue Chance*

In den nächsten Tagen schrieb ich neue Bewerbungen. Durch eine Bekannte erfuhr ich, dass in einem Altenpflegeheim eine Stationshilfe (halbtags) gesucht wurde. Auch wenn das nicht mein gelernter Job war, bewarb ich mich für diese Stelle, da ich schnell wieder arbeiten wollte.
Ich wurde zu einem Vorstellungsgespräch eingeladen und bekam die Stelle.
Meine Aufgaben bestanden darin, den Bewohnern die Zwischenmahlzeiten zu reichen, den Wohnbereich (mit Stationsküche) und die Bewohner-Zimmer in Ordnung zu halten. Ganz wichtig war auch der Kontakt zu den älteren Menschen. So begann ich am 01.02.1997 mit meiner neuen Aufgabe.
Im Laufe der Zeit stellte ich fest, dass die Arbeit mehr Spaß machte, als ich zu Anfang dachte. Auch die Kollegen waren umgänglich. Mit einigen habe ich mich besonders gut verstanden. Da es eine kirchliche Einrichtung war, sprach ich mit niemandem über meine Beziehung zu Tanni. Die Kollegen wussten nur, dass ich in Trennung lebte.

Alles lief sehr gut, trotzdem verschlechterte sich mein Gesundheitszustand im Laufe der nächsten Wochen. Neue Schübe mit starken Schmerzen und Durchfall machten mir das Arbeiten nicht gerade leicht. Ich fragte mich, woran es wohl liegen könnte, fand aber keine passende Antwort darauf. Also fuhr ich ein paar Tage später zu meinem Arzt, da die Schmerzen teilweise unerträglich wurden. Er war der Überzeugung, dass ich schnellstens ins Krankenhaus müsste. Es sah ganz so aus,

als wäre eine Operation unumgänglich. Da ich aber in der Probezeit war und den Job nicht wieder verlieren wollte, ging ich nicht auf den Rat meines Arztes ein. Dem gefiel das überhaupt nicht. Er sagte mir, dass ich mit meinem Leben spielen würde. Ich war in einer Zwickmühle. Was sollte ich tun? Ich arbeitete erst einmal unter Schmerzen weiter und hoffte, dass die Kollegen und der Chef meinen Zustand nicht bemerken würden.
Ein paar Wochen hielt ich noch durch, doch dann musste ich einer Kollegin anvertrauen, was mit mir los war. Es war nicht mehr zu übersehen, wie schlecht es mir ging.
Nach einem Gespräch mit meinem Vorgesetzten ging dann alles ziemlich schnell.

### *Eine unumgängliche OP*

Ich wurde im April 1997 von meinem Arzt in die Schwerter Klinik eingewiesen und nach einigen Untersuchungen und wichtigen Gesprächen lag ich dann auf dem OP-Tisch.
Als ich aus der Narkose erwachte, befand ich mich auf der Intensivstation. Leider kann ich mich nicht mehr an alles erinnern, was dort geschah. Ich weiß aber noch, dass ich Franko und Tanni vorher darum gebeten hatte, mir sofort mitzuteilen, wenn ich einen künstlichen Darmausgang bekommen sollte. Davor hatte ich nämlich große Angst. Eine Stimme neben meinem Bett sagte mir, dass es nicht so sein würde, darauf hin schlief ich wieder ein. Später erfuhr ich dann, dass es Tanni war, die mir die gute Nachricht überbracht hatte. Franko (wir waren ja noch verheiratet) hatte ihr durch ein Gespräch mit

dem zuständigen Arzt den Besuch auf der Intensivstation ermöglicht. Dafür bin ich ihm heute noch sehr dankbar.
Drei Tage musste ich auf der Intensivstation bleiben, dann durfte ich auf die Innere zurück.
Ich hatte einige Schläuche an meinem Körper und war mit einer Maschine verbunden, mit der ich mir selbstständig Schmerzmittel zufügen konnte. Diese Maßnahme wurde vorher genau besprochen, damit bei der Handhabung keine Fehler passieren konnten.
Bei der ersten großen Visite erfuhr ich dann, wie viel Glück ich gehabt hatte. Es stellte sich heraus, dass mein Darm bereits angebrochen und ein Teil des Darms mit der Bauchdecke verwachsen war. Wie das hätte enden können, brauche ich wohl nicht erwähnen.
Ich hatte also tatsächlich mit meinem Leben gespielt und alle gut gemeinten Ratschläge in den Wind geschrieben. Hoffentlich bin ich beim nächsten Mal schlauer!!!

### *Neuer Lebensmut*

Ich erholte mich sehr gut und hatte viel Zeit nachzudenken. Diese Zeit nutzte ich, um mein Leben Revue passieren zu lassen. Ich hatte noch so viele Träume, die ich verwirklichen wollte und Wünsche, die noch nicht in Erfüllung gegangen waren. Deshalb war ich sehr glücklich eine zweite Chance erhalten zu haben. Nach einer Woche wechselte ich das Zimmer, da ich eine nette Frau kennen gelernt hatte, mit der ich mich gut verstand.

Wir redeten viel und hatten auch sonst viel Spaß. Tanni kam jeden Tag und freute sich über meine schnelle Genesung. Eines Abends sprach mich meine Zimmergenossin auf mein Verhältnis mit Tanni an. Wir hatten uns bis dahin noch nicht geoutet. Ich erzählte ihr alles und sie hörte geduldig zu. Dann kam etwas, womit ich nicht gerechnet hatte! Jetzt musste ich zuhören, da sie mir in den kommenden Stunden zu erklären versuchte, was wir uns mit der Geheimniskrämerei angetan hatten und weiterhin antun würden. Es ging um unser Leben und nicht um das eines anderen. Wir sollten zu unserer Beziehung stehen und sie offen ausleben. Nur dann hätten wir eine Chance glücklich zu werden. Wer uns so nicht akzeptieren würde, den sollten wir nicht als Freund oder guten Bekannten bezeichnen. So ging dieses Gespräch noch Stunden weiter und die Nacht war schon fast rum, bis wir einschliefen. Ich erzählte Tanni davon und wir dachten noch lange über alles nach. Schließlich fassten wir einen Entschluss. Wir wollten uns nie wieder verstecken und waren richtig erleichtert und glücklich darüber, dass uns jemand die Augen geöffnet hatte.
Als erstes sollte Mike von unserer Beziehung erfahren, dass lag uns besonders am Herzen. Doch noch lag ich im Krankenhaus und musste auch noch etwas dort bleiben. Danach sollte ich eigentlich zur Reha, da ich aber schon wegen Mike nicht wochenlang wegfahren wollte, entschied ich mich nach Absprache mit den Ärzten für einen einwöchigen Urlaub mit Tanni in der Türkei.

## *Sichtbare Veränderungen*

Das war eine super Erholung nach dem ganzen Stress im Krankenhaus. Natürlich hatte ich Probleme mit dem dortigen Essen, aber das kannte ich ja eigentlich schon nicht mehr anders. Ich sollte körperliche Anstrengungen vermeiden um schnell wieder ganz fit zu werden. Dabei half mir Tanni sehr. Wenn ich dabei war zu übertreiben, wurde ich gleich von ihr zurechtgewiesen. So verlief der Urlaub sehr ruhig und angenehm. Doch eine Sache ging nicht spurlos an mir vorbei:
Hier, in der Türkei fielen mir das erste Mal die starken Veränderungen meines Körpers seit Ausbruch der Krankheit auf. Dass ich nach Abnahme von etwa 20 Kilo nicht mehr genauso aussah wie früher, das war mir auch schon vorher aufgefallen. Doch ich fing an, meinen Körper zu hassen. Ich mochte mich selbst nicht mehr. Warum eigentlich? Ich sollte doch froh sein, dass ich relativ gut mit dem Crohn klar kam und den Spaß am Leben bisher nicht verloren hatte. Doch es war anders!
Vorher fand ich meine Figur und auch meinen Brustumfang total ok. Nun war nicht mehr sehr viel davon zu sehen. Ich habe durch die Gewichtsabnahme und die OP einen unschönen Körper bekommen, mit dem ich selbst nicht mehr zufrieden war. Die vielen Narben am Bauch taten ihr übriges dazu. Von einem wohlgeformten Busen ist ein klägliches Etwas übergeblieben. Heute verstehe ich alle Frauen, die auf Grund einer solchen Situation über eine Schönheitsoperation nachdenken. Wenn ich das Geld dazu hätte, würde ich mich auch dafür entscheiden, da die Unzufriedenheit auch zu psychischen Problemen führen kann.

Na ja, ändern kann ich es sowieso nicht mehr. Doch der Wunsch eines schöneren Körpers wird bleiben.

*Meine zweite Chance*

Wieder zu Hause angekommen, verfielen wir ziemlich schnell in den alten Trott.
So ging ich wieder arbeiten, obwohl ich noch nicht ganz fit war. Ich wollte ja meinen Job nicht verlieren. Außerdem war ich meinem Chef sehr dankbar, dass er mich nicht gleich nach der Probezeit, die ich nun hinter mir hatte, wieder entließ. Nun wollte ich ihm zeigen, dass ich es wert war, eine zweite Chance bekommen zu haben.
Und das zeigte ich ihm in höchstem Umfang. Im Laufe der Zeit arbeitete ich mich so gut ein, dass alle mit mir zufrieden waren. Es war sehr schön zu sehen, dass die Bewohner meine Anwesenheit genossen und oft nach mir fragten. Die Arbeit machte mir sehr viel Spaß und es war eine große Herausforderung, jeden Tag noch ein bisschen besser zu sein.
Die Menschen zum Lachen zu bringen und sich täglich ein paar Minuten Zeit für persönliche Gespräche zu nehmen, das sah ich als sehr wichtig an. Erst wenn man mit älteren und kranken Menschen eng zusammen arbeitet, denkt man über solche Dinge stärker nach. Vorher geht all das einfach an einem vorbei, da man sich selten mit dem Älterwerden (besonders von fremden Menschen) auseinandersetzt.
Es lief also alles ganz gut.

Privat ging es auch wieder aufwärts. Mike, Tanni und ich konnten nach langem hin und her endlich die neue Wohnung beziehen.
Wir hatten mittlerweile August 1997. Offiziell sollten wir die Wohnung schon am 01.01.97 bekommen. Da wir uns lange und oft darüber aufgeregt hatten, waren wir jetzt einfach nur froh, dass es so weit war.

Franko kam am Anfang fast täglich zu uns. Ich fand das sehr gut, da ich befürchtet hatte, dass Mike ihn nun nicht mehr so oft sehen würde.
Ich war einfach sehr glücklich, dass es nun abends keine Verabschiedung mehr an irgendwelchen Sportplätzen oder sonstigen Orten gab. Wir konnten unser Glück kaum fassen!
Auch wenn wir uns nicht mehr vor anderen Leuten verstecken wollten, hielten wir uns doch noch ziemlich zurück. Wir hatten Mike noch nicht erzählt, dass wir ein Paar sind, da wir ihn nicht überfordern wollten. Schließlich musste er sich auch erst mal an die neue Situation gewöhnen, die eingetroffen war.

Die nächste Zeit lief sehr harmonisch ab. Wir kamen gut miteinander zurecht und ich genoss das Leben mit meiner kleinen Familie.
Franko konnte ich dabei aber nicht vergessen. Er war immer noch eine wichtige Person in meinem Leben und ich nahm gerne Ratschläge und Verbesserungsvorschläge von ihm an.

## *Wohnungsstress und andere Turbulenzen*

Schon bald merkten wir, dass wir nicht in die ruhige Wohngegend gezogen waren, die wir uns vorgestellt hatten. Es lebten doch ziemlich viele komische Leute in dem Haus. Einer war verrückt, ein anderer lief einem ständig hinterher und einige hatten keine Lust zu arbeiten. Sie vertrieben sich die Zeit lieber mit Ganztags-Fêten vor der Eingangstür. Da wurde schon vormittags Bier getrunken und dumm rumgelabert. Das ging uns doch ganz schön auf die Nerven. Es war auch nicht gerade fördernd für meinen Sohn.
Was sollten wir tun? Wir fingen schon jetzt (etwa sieben Monate nach Einzug) an, über einen schnellen Wohnungswechsel nachzudenken. Antje, unsere Freundin aus Menden, lebte in einem Super Vier- Familienhaus. Dort sollte evt. in der nächsten Zeit eine Wohnung frei werden.
Dazu müsste Mike aber die Schule wechseln und wir hätten weitere Wege zur Arbeit.
Es gab also viel zu überlegen!

In der Zwischenzeit planten wir einen gemeinsamen Urlaub mit Antje, Katrin, Annika, Anna und unseren Kindern. Das waren alles Freunde oder Bekannte von uns.
Wir kamen ziemlich schnell auf einen gemeinsamen Nenner und entschlossen uns nach Belgien in einen Fun-Park zu fahren.

Das taten wir dann im Juni 1998 auch.

Es wurde eine tolle Woche. Wir hatten viel Spaß und Zeit, noch mal über das Wohnungsproblem nachzudenken. Unser Entschluss stand fest. Sollte die Wohnung frei werden, wollten wir versuchen, sie zu bekommen.

Nachdem wir wieder zu Hause waren und Antje uns mitteilte, dass die Wohnung tatsächlich frei würde, fuhr ich sofort zu der Wohnungsgesellschaft. Die teilte mir dann mit, welche Unterlagen ich vorlegen musste, um die Wohnung zu bekommen. Es war nämlich eine Sozialwohnung, für die man einen Wohnberechtigungsschein brauchte.
Nach einigen Blockaden, die wir überwinden mussten, bekamen wir die Wohnung.

Ich hatte vorher ein Gespräch mit Franko wegen des Schulwechsels von Mike. Er war zunächst nicht besonders begeistert von der Umzugsidee. Auch ich hatte natürlich Angst, dass es nicht gut gehen würde, da Mike erst vor gut einem Jahr die Trennung zwischen Franko und mir verkraften musste. Doch das soziale Umfeld zwang mich einfach zu diesem Schritt. Ich hoffte, das Richtige zu tun.
Wir zogen dann im September 1998 nach Menden. Zunächst blieb Mike doch in seiner alten Schule und ich holte ihn jeden Mittag von seiner Oma ab.
Doch ich merkte, dass Mike immer unzufriedener wurde. Er hatte zwar vormittags noch seine Freunde in der Schule, doch in Menden kannte er niemanden.

Als ich ihn darauf ansprach, war er den Tränen nah. Nun wollte auch er unbedingt die Schule wechseln, um Kinder kennenzulernen und neue Freunde zu gewinnen.
Also wechselte Mike nach den Weihnachtsferien 1998 zur Bösperder Grundschule.

### *War es die richtige Entscheidung?*

Da war es wieder, dieses unangenehme Gefühl im Bauch. Mein Kopf war voll mit 100-ten von Fragen, die mich seit dem Schulwechsel meines Sohnes beschäftigten. Habe ich das Richtige und das Beste für ihn getan? Wird er dort zurechtkommen? Findet er schnell Anschluss u. s. w.?
Die Auswirkungen machten sich dann mal wieder bei mir bemerkbar: Häufige und blutige Stuhlgänge, starke Bauch- und Rückenschmerzen. Seit der Operation 1997 hatte ich diese Schmerzen immer im Doppelpack. Teilweise wusste ich dann nicht, was schlimmer war, die Bauch- oder die Rückenschmerzen. Man hatte stets das Gefühl, dass der Rücken durchbrechen würde. Jede Bewegung des Körpers wurde zur Qual.

Dabei hätte ich mir gar nicht so viele Sorgen machen müssen. Mike kam in der neuen Schule gut zurecht, fand relativ schnell Freunde, mit denen er auch mal nachmittags seine freie Zeit verbrachte. Wir hatten auch einen Hortplatz für ihn bekommen, so dass er nach der Schule erst einmal betreut wurde, bis ich von der Arbeit kam.

Er fühlte sich sehr wohl in der Kindertagesstätte. Es gab dort eine Hausaufgabenbetreuung, Mittagessen und ein abwechslungsreiches Freizeitprogramm.
Wir sahen ihn wieder öfter lachen und er erzählte uns von seinen Freunden.
Ich hatte das Gefühl, richtig gehandelt zu haben!!!

## *Eine ganz „normale" Familie?*

Nun wurde es langsam Zeit, Mike von uns zu erzählen. Dazu gab mir eine Bekannte, die selbst mit einer Frau und ihren Kindern zusammen lebte, ein Buch. Dieses Buch war genau auf diese Situation abgestimmt. Dort wurde mit Bildern und Texten auf Beziehungen gleichgeschlechtlicher Partner und deren Familienleben mit Kindern aufmerksam gemacht.
Zuerst las ich mir das Buch von Anfang bis zum Ende durch. Da es sehr kindgerecht aufgebaut war, beschloss ich es auf den Wohnzimmertisch zu legen und abzuwarten, wie Mike darauf reagiert.
Es dauerte nicht lange, da schaute er neugierig hinein. Da er zunächst keine große Reaktion zeigte, ließ ich das Buch einfach noch ein paar Tage dort liegen.
Zwei Tage später, fragte er mich, ob ich ihm aus diesem Buch vorlesen würde. Natürlich nahm ich die Gelegenheit wahr und er saß nah bei mir, während wir gemeinsam in das Buch schauten. Ich beantworte jede seiner Fragen ehrlich und gewissenhaft.

Als wir das Buch durchgelesen hatten, versuchte ich ihm kindgerecht beizubringen, dass Tanni und ich ein Paar waren. Die Reaktion war sehr positiv. Da ich ihn aber nicht überfordern wollte, lenkte ich unser Gespräch kurze Zeit später erst einmal in eine andere Richtung.
Ich ging nicht davon aus, dass er wirklich alles verstanden hatte, war aber froh, den ersten Schritt gemacht zu haben.
Ein paar Wochen später war Tag der offenen Tür in der Kindertagesstätte. Ich ging natürlich mit ihm dort hin. Wir spielten Fußball, schaukelten und aßen Kuchen. Mike war bestens gelaunt. Als wir mit der Mutter seines damaligen Freundes auf den Schaukeln saßen und redeten, kamen wir auf das Thema "Beziehungen".
Nun kam etwas, womit ich gar nicht gerechnet hatte!!
Mike erzählte der Mutter ganz unbefangen von Tanni und mir. Er sagte: „Meine Mama ist mit einer Frau zusammen und sie haben sich ganz doll lieb". Als die Mutter daraufhin sagte, dass sie das nicht schlimm finden würde, nickte Mike und meinte: „Ich finde das toll und ich mag Tanni sehr."
Das ging durch den Magen. Ich habe mich sehr über diesen Satz gefreut und nahm ihn daraufhin fest in den Arm. Es stieg ein Glücksgefühl in mir hoch.

In den nächsten Wochen kamen wir noch oft auf das Thema zurück, doch es fiel jedes Mal positiv aus.

Es war mittlerweile Sommer 1999.
Franko hatte Mike schon vor einiger Zeit erzählt, dass er wieder heiraten möchte.

Er war schon länger mit einer Frau zusammen und wollte es noch einmal probieren.
So kam es dann, dass Franko nach unserer Trennung 1996 im Sommer 1999 ein zweites Mal heiratete. Ich wünschte ihm viel Glück und hoffte, dass Mike auch damit klar kam.

### *Ein weiterer Schritt*

Ich überlegte schon seit längerem wieder ganztags arbeiten zu gehen. Mike kam ganz gut in der Schule klar und war mittlerweile neun Jahre alt. Da er noch bis zum Ende des vierten Schuljahres in der Tagesstätte bis 16:00 Uhr betreut wurde und wir das Geld auch ganz gut gebrauchen konnten, entschied ich mich, ein paar Bewerbungen zu schreiben.
Ich war zwar immer noch sehr zufrieden im Altenpflegeheim, aber es belastete mich auch zunehmend mit anzusehen, wie es den älteren Leuten, die mir richtig ans Herz gewachsen waren, immer schlechter ging. Ich wusste zwar, dass sie alle irgendwann mal sterben mussten, aber ich wollte es dann nicht wahr haben, wenn es soweit war.
Das schlug mir wie immer auf den Magen bzw. den Darm.

So bewarb ich mich dann in Menden und Iserlohn. Es war allerdings nicht so einfach, wie ich dachte, da ich zunächst nur Blindbewerbungen schrieb.
Nach einigen Monaten, stand ein Stellenangebot in der Zeitung, das mich veranlasste, noch eine Bewerbung zu schreiben. Es wurde eine Lagerfachkraft in einem großen Logistik-

Center gesucht. Das war doch das Richtige für mich. Ich rief die angegebene Telefonnummer an und nach einem kurzen Gespräch vereinbarten wir ein Vorstellungstermin.
Im Altenpflegeheim wusste nur eine Person darüber Bescheid. Da ich nicht wissen konnte, ob ich den Job auch bekam, wollte ich keine schlafenden Hunde wecken.
So hatte ich dann kurze Zeit später ein Vorstellungsgespräch in dem oben genannten Betrieb. Ich war so aufgeregt, dass ich schon morgens wieder mal Durchfall wie Wasser hatte. Doch glücklicherweise besserte sich das im Laufe des Tages.
Mein Magen machte sich zwar auch weiterhin stark bemerkbar, doch passend zum Termin fühlte ich mich relativ gut.
Ich war auch nicht die einzige, die an diesem Tag ein Vorstellungstermin hatte. Es liefen noch einige andere Damen und Herren dort herum. Wie ich dann erfuhr, wurden zwei neue Mitarbeiter gesucht.
Das Gespräch verlief sehr positiv und ich fing an mir Hoffnungen zu machen.
Ich wurde dann noch einmal eingeladen, nachdem man sich für mich entschieden hatte.
Es ging nun um den Vertrag und den Einstellungstermin. Da gab es dann das erste Problem. Ich sollte zusammen mit einer anderen Frau am 01.03.00 starten. Meine gesetzliche Kündigungszeit betrug aber drei Monate, so dass ich eigentlich erst zum ersten April hätte anfangen können.
Nun musste ich mich mit meinem Chef im Altenpflegeheim auseinandersetzen, der ja bisher noch gar nichts wusste. Der war ein ganz Lieber, doch wie würde er reagieren?

Es gingen mir viele Sachen durch den Kopf. Doch ich nutze natürlich die nächste Gelegenheit, um mit ihm zu reden.
Er war fast sprachlos. Damit hatte er nicht gerechnet. Da er sehr zufrieden mit mir war, versuchte er mich noch mal zu überreden. Da ich ihn aber schon mal wegen einer Ganztagsstelle gefragt hatte, er mir zurzeit aber keine anbieten konnte, stand meine Entscheidung fest. Nun ging es noch darum, ihn zu überreden, mich einen Monat früher gehen zu lassen. Darauf reagierte er zu Anfang nicht so positiv. Er bräuchte die Zeit, um Ersatz zu finden, das wäre in meinem Fall ja nicht so einfach. Ich freute mich natürlich über diese Aussage, doch sie half mir im Moment leider nicht weiter.
Ich schaffte es dann aber doch, ihn zu überzeugen und bekam später noch ein super Zeugnis ausgestellt. Ich bin ihm sehr dankbar für die Chance, die er mir damit eröffnet hatte. Einige Kolleginnen und Heimbewohner waren sehr traurig, aber sie akzeptierten meine Entscheidung. Mir fiel es dann am Ende meiner Zeit auch nicht so leicht, wie ich gedacht hatte. Ich hatte Tränen in den Augen und es viel mir sehr schwer, mich von den Bewohnern zu verabschieden. Das war wieder mal was für meinen Darm. Er meldete sich zurück. Jetzt kamen Freude und Traurigkeit gleichermaßen über mich. Schließlich hatte ich drei Jahre hier gearbeitet und viel dabei gelernt.

So begann ich dann im März 2000 bei meinem neuen Arbeitgeber. Schon die ersten Tage waren eine Belastungsprobe für meine neue Kollegin und mich. Es war nicht nur sehr viel zu tun, sondern wir mussten uns zusätzlich mit einer Kollegin auseinandersetzen, die sich schon gleich von Anfang an als

Chefin der Abteilung aufspielte. Wir wussten zuerst gar nicht, wie wir auf ihre ständigen hinterlistigen Attacken reagieren sollten, da wir beide diese Art von Mobbing noch nicht erfahren hatten. Um von Mobbing reden zu können, sollte ich kurz erklären, wie es dazu kam.

*Mobbing: Kein Tabu-Thema mehr?*

In der Abteilung, für die wir eingestellt wurden, arbeiteten bereits zwei Frauen. Gleich an unserem ersten Arbeitstag, hatten die beiden sich lautstark in der Wolle, so dass sich unser Chef einmischen musste, damit es nicht zu weit ging.
Wir wussten nicht, wie wir darauf reagieren sollten, da wir die Situation als Neulinge nicht einschätzen konnten. Später erfuhren wir dann am eigenen Leib, was Mobbing wirklich bedeutete.
Diese Kollegin nahm jede Gelegenheit war, um uns gegeneinander auszuspielen. Nachdem wir erzählt hatten, dass wir in gleichgeschlechtlichen Beziehungen lebten, glaubte sie uns in der Hand zu haben und uns voll ausnutzen zu können. Leider hatte sie sich da ins eigene Fleisch geschnitten, da wir nicht bereit waren, uns wegen unseres Privatlebens mobben zu lassen. Wir lernten in den nächsten Wochen auch unsere andere Kollegin besser kennen und erfuhren auf diese Weise, dass die unbeliebte Kollegin bei jedem aneckte und dass sie von keinem besonders ernst genommen wurde. Leider war das bei unserem Personalchef noch nicht angekommen, da er selbst

noch relativ neu in der Firma war und sich noch mit vielen Sachen neu vertraut machen musste.
Ich ging die ersten Wochen sehr unzufrieden nach Hause und träumte sogar nachts von den Attacken der Kollegin. Ja, es war wirklich so schlimm, wie ich es hier erzähle. Ich hatte sogar nach kurzer Zeit schon ans Kündigen gedacht.
Zu Hause bekamen dann meine beiden Lieben meine Unzufriedenheit zu spüren. Das war natürlich nicht in Ordnung und auch nicht in meinem Sinne.
Auf der Arbeit versuchte die Kollegin es immer wieder mit böswilligen Attacken. Doch mittlerweile hielten wir anderen Drei zusammen, so dass Sie es nicht mehr ganz so leicht hatte, wie zu Anfang. Wir kannten nun auch schon viele Kollegen aus anderen Abteilungen und bekamen immer mehr Unterstützung. Auch unser Chef musste sich mehr und mehr mit der gespannten Lage in unserer Abteilung befassen, da unsere Beschwerden immer heftiger und häufiger wurden. Er wusste, dass sich etwas ändern musste, da sonst nicht nur das Betriebsklima, sondern auch die Arbeit in der Abteilung leiden würde. Die Frage war nur, was geschehen würde. Schließlich arbeitet die Kollegin schon ein paar Jahre in dieser Firma und wir erst ein paar Monate. Doch er bewies sehr gute Menschenkenntnis. Er beobachtete noch eine Zeitlang die sich zuspitzende Situation und reagierte dann mit einer Versetzung der ungeliebten Kollegin. Dafür bin ich ihm heute noch sehr dankbar. Endlich konnten wir in Ruhe arbeiten und es fing an mir Spaß zu machen. Ich fand es sehr beeindruckend, wie er die Situation meisterte. Es ging ihm nicht um die Länge der Betriebszugehörigkeit eines Angestellten, sondern um die Leistung und

Ehrlichkeit jedes einzelnen. Daran könnten sich andere Betriebe in ähnlichen Situationen ein Beispiel nehmen.
Im Laufe der Zeit leistete sich die versetzte Kollegin auch in anderen Abteilungen noch einige Fehltritte, so dass sie für die Firma nicht mehr tragbar war.
Die schweren Monate waren endlich vorbei. Ich atmete auf und wurde wieder zufriedener, was sich auch auf mein Privatleben und auf meine Gesundheit auswirkte.
Die starken Schübe verabschiedeten sich wieder und mir ging es zunehmend besser.
Seit diesem Erlebnis, weiß ich was das Wort "Mobbing" bedeutet.

### *Was ich mag...*

Ich glaube ich habe bisher noch gar nicht erwähnt, wie wichtig Musik und Poesie in meinem Leben sind.
Ich meine damit nicht, dass ich täglich Bücher mit Gedichten lese. Nein, ich meine selbst Geschriebenes. Seit Jahren nutze ich viele Gelegenheiten, um aufzuschreiben, was mich bewegt. Ich fasse es dann mit meinen eigenen Worten als Gedicht zusammen. Das beruhigt mich und es gibt mir das Gefühl, etwas geschaffen zu haben. Abschreiben ist nicht schwer, aber es selbst in Worte zu fassen, ist etwas Besonderes. Es gibt viele Themen, über die ich mir Gedanken mache und es ist nichts mehr selbstverständlich, seit ich mit der Krankheit lebe.

Gedanken von mir:

*Das Leben mit Freunden zu gestalten,*
*einen Menschen haben, sich an ihn halten.*
*Anderen helfen, so gut es geht.*
*Diese Worte gebe ich jedem mit auf den Weg.*

*Liebe ist…*
*Vertrauen und Geborgenheit,*
*Glück und ganz viel Ehrlichkeit.*
*Den anderen zu respektieren,*
*zusammen den Mut nicht zu verlieren.*
*Miteinander reden können*
*und auch anderen Gutes gönnen.*
*Nicht immer an sich selber denken,*
*sein Herz an jemanden verschenken.*
*Hand in Hand durchs Leben gehen,*
*dem Partner stets zur Seite stehen.*
*Und sollten auch mal Tränen laufen,*
*sich schnell wieder zusammenraufen.*

Dies sind nur ein paar Beispiele meiner Sammlung. Ich habe vor ein paar Jahren meinen gesamten Lebenslauf in ein Gedicht gefasst. Doch das würde hier jetzt den Rahmen sprengen.

Zum Thema Musik fällt mir so einiges ein:
Ich liebe Musik und kann mir ein Leben ohne nicht vorstellen. Ja, ich muss immer neue Musik zu Hause und im Auto haben. Ich mag gerne Pop Musik und ganz besonders Balladen. Eigentlich mag ich alles, außer Techno und Hip Hop.

Früher hatte ich immer den Wunsch bei einem Radiosender zu moderieren und die Musik aufzulegen. Genauso toll fand und finde ich immer noch den Beruf des DJ.
Ja, Platten auflegen (heute lieber mit dem Laptop, oder mit CDs) finde ich super.
Wenn man sieht, wie man mit Musik Stimmung erzeugen kann und Menschen zum Tanzen und zum Lachen bringt, entwickelt sich bei mir ein Glücksgefühl der ganz besonderen Art.
Mal muss sie laut und mal sollte sie leise und besinnlich sein.
Das zum Thema Musik.

Ein weiterer Wunsch von mir war und ist es noch, für einen Verlag zu schreiben, doch das würde ich nur dann tun, wenn meine Ideen auch respektiert und mein Geschriebenes nicht später komplett wieder verändert werden würde. Ich habe nichts gegen Einwände und Verbesserungen, doch es sollte schon das Werk jedes Schriftstellers bleiben.

*Frauen...ein Thema für sich*

So, nun wieder zurück zum eigentlichen Thema dieses Buches. Mein Leben mit Morbus Chron.

Auf der Arbeit lief es mittlerweile ganz gut. Zwar stellte ich nach und nach fest, dass es nicht immer einfach war, nur mit Frauen zusammenzuarbeiten, da sie sehr zickig sein konnten, aber es lief alles nicht mehr so hinterhältig ab wie vorher.
Trotzdem fühlte ich mich auf Dauer als Außenseiter in der Abteilung. Die anderen Zwei trafen sich auch privat, da sie gemeinsame Interessen festgestellt hatten. Das war völlig ok, bis ich das auch auf der Arbeit zu spüren bekam. Sie hingen auch dort immer zusammen, so dass ich ständig die doofe Dritte war.
Ich versuchte mit ihnen zu reden und die Situation zu klären, aber es änderte sich nicht sehr viel.
Als unser Chef jemanden für eine andere Abteilung, die sich gerade im Aufbau befand suchte, kam ich ins Grübeln. Ich dachte zu Hause darüber nach und sprach mit meiner Freundin darüber. Sie machte mir Mut, es zu versuchen, da ich nichts zu verlieren hatte.
So kam es dann, dass ich mich um die Versetzung bemühte. Es war auch sehr verlockend, sich neuen Aufgaben zu stellen und diese zu bewältigen.
Nach einem Gespräch mit meinem Vorgesetzten und dem neuen Kollegen, der schon in dieser Abteilung arbeitete, wechselte ich zum nächstmöglichen Zeitpunkt.
Seit diesem Tag fühlte ich mich richtig wohl bei uns auf der Arbeit.

Die anderen Zwei bekamen zunächst einen Mann dazu und stellten fest, dass es tatsächlich besser klappte. Das Verhältnis zu ihnen verbesserte sich. Wir konnten wieder ganz normale Gespräche führen. So ist das mit den Frauen! Ich jedenfalls arbeite seitdem viel lieber mit Männern zusammen.

### *Ein katastrophaler Urlaub*

Gesundheitlich lief alles sehr gut. Bis zum April 2001. Da bekam ich eine heftige Magen- und Darmgrippe. Die schlug voll ein. Ich kam nicht mehr von der Toilette runter und musste mich ständig übergeben. Tag und Nacht hatte ich starke Magenkrämpfe. Ich hatte zwischenzeitlich das Gefühl, die Schmerzen nicht mehr ertragen zu können. Es ist für Außenstehende kaum nachvollziehbar, wie heftig sich das auf einem Morbus-Chron-Kranken auswirken kann, da man zu Anfang ja gar nicht merkt, dass es sich um eine Grippe handelt.
Etwa fünf Tage dauerte es, bis es wieder erträglich wurde. Der übliche Gewichtsverlust blieb natürlich nicht aus.

Im Sommer 2001 flogen Tanni, Mike und ich auf die Insel Djerba. Wir hatten uns alle sehr auf diesen Urlaub gefreut und eine Menge Geld dafür bezahlt.
Leider kam alles mal wieder ganz anders. Der Bungalow war eine einzige Katastrophe und die als drei Sterne angebotene Ferienanlage, entpuppte sich als zwei Sterne Reinfall.
Die Anlage war nicht besonders gepflegt und die Animateure waren nicht sehr einfallsreich.

Der Pool wurde kaum gereinigt, so dass Mike einen Ausschlag bekam und wir nur noch im Meer schwimmen gingen. Das Essen ging noch einigermaßen, aber die Tische und der Speisesaal waren nicht gerade Vorzeigeobjekte. Wir wechselten schon am Ankunftstag den Bungalow, doch die waren alle ziemlich gleich. Als wir uns beschwerten, wurde uns gesagt, dass wir ja nur zwei Sterne gebucht hätten und dass das Hotel sowieso nach dieser Saison geschlossen werden würde.
Also mussten wir das Beste daraus machen. Glücklicherweise lernten wir noch eine nette Frau mit ihrem Sohn kennen. Wir verstanden uns gut und machten einige Dinge gemeinsam. Als wir Drei einmal mittags ins Pizzarestaurant zum Essen gingen, wusste ich noch nicht, dass dieser Besuch alles ändern würde. Mike benahm sich völlig daneben, weil er seinen Willen nicht bekommen hatte. Das wurde so heftig, dass ich aufstand und die beiden sitzen ließ. Er hatte uns völlig blamiert. Ich war stinksauer und ging heulend aufs Zimmer. Eigentlich hatten wir nach dem Essen mit den anderen noch einiges vor, doch die Lust war mir vergangen.
Nein, das konnte ich nicht. Es war kein kleiner Streit, sondern viel mehr. So hatte ich meinen Sohn noch nie erlebt. Er war total jähzornig und ich machte mir in den nächsten Tagen viele Gedanken, wie es dazu kommen konnte.
Als sich alle wieder beruhigt hatten, wollten wir die verbliebenen Tage noch für Ausflüge und ähnliches nutzen. Allerdings hatte ich wieder mal mit Schmerzen und Durchfall zu kämpfen, so dass es nicht ganz einfach war, etwas zu planen. Das Essen machte mir besonders zu schaffen, da es sehr fettig und nicht besonders abwechslungsreich war. Ich hatte mittlerweile weißen flüssigen Stuhlgang und es gab keinen kompetenten

Arzt in der Nähe. Ich erwähne das deshalb, weil ich gerade im Ausland nicht irgendeinen Arzt aufsuchen würde. Also behalf ich mich mit Medikamenten, die ich von zu Hause mitgenommen hatte. So ging es dann langsam wieder aufwärts.
Nach 14 Tagen flogen wir mit gemischten Gefühlen wieder nach Hause.
Später sprach ich dann noch mal ausführlich mit Mike über den Djerba-Urlaub.

### *Ich bin nicht allein*

Obwohl sich seit der Operation 1997 mein Krankheitszustand erheblich verbessert hat, blieben die Schübe in den letzten Jahren natürlich nicht aus. Man kann den Verlauf der Krankheit sicherlich beeinflussen, aber leider nicht verhindern. Doch ich sehe es als großen Erfolg an, dass ich seit mehreren Jahren kein Cortison mehr gebraucht habe. Das ist allerdings bei Chron-Patienten sehr unterschiedlich, da jeder ein anderes Schmerzempfinden hat. Ich reagiere körperlich kaum noch auf kleinere Schübe, da ich sie einfach als normal ansehe und vielleicht auch ein wenig ignoriere. Dafür sind große und heftige Schübe schon ziemlich schmerzvoll und sicher auch von niemandem zu übersehen. Trotzdem versuche ich die Schmerzen, solange es geht, ohne die Einnahme von Cortison auszuhalten, da ich immer wieder Angst vor den vielen Nebenwirkungen des Mittels habe. Meine Hoffnung auf Heilung der Krankheit gebe ich aber nie auf. Denn die Hoffnung ist es, die mich Tag für Tag weiterleben lässt, in Verbindung mit dem Halt meiner Familie und meines Freundeskreises.

Zu Hause habe ich immer den Halt bekommen, den ich brauchte. Das liegt sicher auch an meinen bisherigen Partnern, denen ich sehr dankbar dafür bin. Sie haben erkannt, dass Mitleid der falsche Weg des Trostes ist. Zusammenhalt und Liebe dagegen bewirken Wunder. Ich möchte weder bemitleidet noch als unfähige Person angesehen werden. Jeden Tag möchte ich meine Selbstständigkeit genießen und allen Menschen zeigen, dass ich da bin. Hilfe, nehme ich nur im Notfall an, wenn es wirklich nicht allein zu schaffen ist. Genau diesen Freiraum gibt mir meine Freundin Tanni. Sie bedeutet mir mehr, als ich es in Worte fassen kann. Stolz bin ich auch auf meinen Sohn Mike. Auch wenn ich immer noch versuche, ihm gegenüber die Schmerzen zu verbergen, die mich oftmals plagen, er bemerkt es und versucht alles, um es mir angenehmer zu machen. Meine kleine Familie ist schon etwas ganz Besonderes. Ich liebe diese beiden Menschen und egal was passiert, sie werden immer einen Platz in meinem Herzen haben.

Der Djerba-Urlaub lag nun hinter uns und ich dachte alles wäre wieder gut. Doch ich hatte mich erneut getäuscht.

*Ein schlimmer Verdacht*

Im September 2001 bekam ich heftige Kopfschmerzen. Das war eigentlich kein Grund, sich großartige Gedanken zu machen, doch sie hörten auch nach Tagen nicht auf und wurden immer heftiger. Auf der Arbeit konnte ich mich kaum noch konzentrieren und wusste nicht mehr, wie ich die anhaltenden Schmerzen ertragen sollte. So beschloss ich, meinen Hausarzt aufzusuchen und ihn um Hilfe zu bitten. Er gab mir zunächst eine Überweisung zu einem Psychologen, bei dem überprüft werden sollte, ob die Schmerzen nervlich bedingt waren, oder ob ich unter Migräne leiden würde. Der erste Termin begann, wie überall, mit einem Gespräch. Danach wurden die Gehirnströme gemessen. Diese Untersuchung dauerte etwas länger und war sehr merkwürdig. Dann wollte ich noch mal mit dem Arzt reden, doch der war schon auf dem Weg nach Hause. Das fand ich schon sehr komisch, doch es kam noch besser. Ich bekam einen weiteren Termin zur Besprechung. Als ich diesen Termin ein paar Tage später wahrnehmen wollte, erklärte man mir, dass der Arzt wegen wichtiger Termine einige Tage nicht da wäre. Ich fragte höflich nach, warum ich nicht informiert worden war, da ich mir extra für diesen Termin frei nehmen musste. Angeblich hatte man versucht, mich zu erreichen, doch ohne Erfolg. Das konnte ich mir nur schwer vorstellen, da bei mir immer ein Anrufbeantworter in Betrieb ist.
Ich fuhr zunächst einmal nach Hause. Dort machte ich mir Gedanken, wie es weitergehen sollte. Meine Kopfschmerzen hielten an und ich war etwas verwirrt und hilflos.
Eigentlich war ich nun genauso weit wie vorher. So ein komischer Arzt war mir auch noch nicht begegnet. Ich wandte

mich in meiner Verzweiflung an meinen Gastroenterologen Dr. Schicker. Ihm fiel eigentlich immer etwas ein und er ließ mich nie im Stich.
Er nahm meine Schmerzen sehr ernst und verstand den Kollegen überhaupt nicht.
So bekam ich von ihm eine Überweisung für eine Tomographie. Es sollte ein Gehirntumor ausgeschlossen werden. Ich wollte mir dann so schnell wie möglich telefonisch einen Termin geben lassen. Doch das war nicht so einfach, wie ich gedacht hatte. Ich versuchte es bei verschiedenen Fachärzten, doch die Wartezeit belief sich immer auf drei bis sechs Monate. Das konnte ich beim besten Willen nicht aushalten. Die Schmerzen waren mittlerweile noch heftiger geworden und ich hatte Angst, dass mir der Schädel platzt. Also musste ich erneut meinen Arzt um Hilfe bitten. Er besorgte mir im „Hammer" Krankenhaus in den nächsten Tagen einen Termin. Komisch, dann funktionierte das plötzlich. Jetzt, wo der Termin feststand, machte ich mir doch gewaltige Gedanken und meine Angst wuchs. Meine Freundin begleitete mich zu dieser wichtigen Untersuchung. Als wir im Wartezimmer saßen, hatte ich bereits schweißnasse Hände. Tausend Gedanken gingen mir plötzlich durch den Kopf.
Was passiert, wenn da wirklich ein Tumor wäre?
Wie groß ist er und wie wird sich mein Leben verändern?
Diese und einige andere Fragen, gingen mir nicht mehr aus dem Kopf. Dann war ich dran!
Ich wurde mit dem Kopf in eine Röhre gesteckt, wo ich mich längere Zeit nicht bewegen durfte. Später wartete ich ungeduldig auf das Ergebnis. Während dieser Zeit meldete sich mein Bauch mit starken Schmerzen zurück. Doch dann kam die Er-

leichterung. Es war kein Tumor auf den Bildern zu sehen. Ich ballte meine Fäuste und drückte meine Freundin Tanni ganz fest. Mann, war ich froh. Was hätte ich bloß bei einer anderen Aussage des Arztes gemacht? Ich wollte nicht weiter drüber nachdenken. Doch woher kamen denn nun diese fürchterlichen Kopfschmerzen? Es wurde von Überanstrengung und zu viel Stress gesprochen. Damit konnte ich leben, solange etwas dagegen getan wurde. Ich bekam Tabletten, die die Kopfschmerzen lindern sollten. Außerdem sollte ich mir Stress vom Hals halten. Das war natürlich nicht so einfach, da ich schon am nächsten Tag wieder zur Arbeit ging. Doch es war kaum zu glauben. In den nächsten Wochen verschwanden die Kopfschmerzen durch die Medikamente nach und nach. Ich war happy und konnte wieder aufatmen.

## *Ein Schritt in die Zukunft*

Auf der Arbeit gebe ich immer mein Bestes. Das weiß auch mein Kollege, dem ich mittlerweile von der Krankheit erzählt hatte. Er ist sogar der Meinung, dass ich in einer Fabrik keine Freunde hätte, da ich deren Akkord kaputt machen würde. Wenn eine Aufgabe Spaß macht und abwechslungsreich ist, dann kann doch jeder aus sich herauswachsen, oder?
Wir arbeiten sehr selbstständig und jeder Mitarbeiter übernimmt Verantwortung. Vielleicht ist es genau das, was zwischendurch auch beflügelt. Es steht nicht ständig jemand hinter dir und sagt was zu tun ist, denn das finde ich sehr nervig. Als Mitarbeiter eines Unternehmens sollte man selbst wissen, welche Aufgaben der Dringlichkeit nach zu erledigen sind. Ich

habe es in anderen Firmen auch anders erlebt. Selbstständigkeit war da nicht besonders gefragt. Wichtig war nur, die Befehle des Vorgesetzten auszuführen.
Ich finde es gut, wenn Chefs nicht nur Kritik ausüben, sondern auch gute Arbeit loben. Das macht jeden Mitarbeiter selbstsicherer und auch ein wenig stolz. Man muss ja nicht gleich dabei abheben. Ich habe so einen Chef. Er ist nicht nur sehr sozial eingestellt, sondern respektiert jeden Menschen mit seinen Fehlern. Wenn ihm eine negative Veränderung bei einem Mitarbeiter auffällt, versucht er eventuelle Probleme durch Gespräche  zu lösen. Das ist sicher nicht immer eine einfache Aufgabe, doch er lässt niemanden sofort fallen, weil er selbst noch Mensch ist. In anderen Betrieben werden  Mitarbeiter auch schnell mal gekündigt, weil es oft der einfachere Weg ist, Problemen aus dem Weg zu gehen. Auch wenn sie vorher vielleicht zu den Besten gehörten, mit ihren Problemen stehen sie meist alleine da, weil sich kaum ein Vorgesetzter die Zeit nimmt, nachzufragen woher die eventuellen Veränderungen kommen. Oft sind es private Dinge wie eine Scheidung oder eine Krankheit, die nicht vorhersehbar sind und ein ganzes Leben auf den Kopf stellen können.
Heute ist es sowieso sehr schwer, einen Job zu finden. Noch schwerer ist es, ihn zu behalten. Denn in fast allen Berufszweigen fängt man heutzutage mit einem befristeten Vertrag an. Früher war es die Probezeit von drei Monaten. Das wurde geändert, so dass ein Arbeitgeber seine neuen Mitarbeiter nun bis zu zwei Jahren  auf die Probe stellen kann, ehe er ihnen einen Festvertrag anbieten muss.
Genau da war ich jetzt angekommen. Ich arbeitete nun schon fast zwei Jahren (seit 2000) in dem Logistik-Center und würde

auch gerne dort bleiben. Doch seit meiner schlechten Erfahrung Ende 1996, war ich skeptisch, auch wenn mein Chef mir oft genug versichert hatte, dass ich übernommen werde. So kam es dann aber auch. Schon vor Ablauf der Frist, bekam ich Mitte Februar 2002 meinen Festvertrag und wurde noch mal Hände schüttelnd ins Team aufgenommen. Da fiel mir ein großer Stein vom Herzen, denn ich hatte schon seit Wochen wieder Magenkrämpfe, weil ich Angst vor der Entscheidung hatte. Danke für das entgegengebrachte Vertrauen!
Nun konnte ich auch im Berufsleben wieder an Gerechtigkeit glauben.

### *Ein weiterer Rückschlag*

Endlich ging es mir mal so richtig gut. Privat und beruflich war alles in Ordnung. Ich genoss jeden Tag mit meiner Familie und meinen Freunden. Ja, ich benutze dieses Wort wieder! Da mir Antje schon seit Jahren zur Seite steht, hat sie als erste diese Bezeichnung verdient. Sie hat mich nie im Stich gelassen und war immer für mich da. Das verstehe ich unter Freundschaft. Ich würde jederzeit das Gleiche für sie tun. Das möchte ich ihr hiermit noch mal deutlich sagen. Danke Antje und bleib wie du bist. Eine zweite Person ist auf dem besten Weg dazu.

Ja, so vergingen mal ein paar Wochen ohne besondere Vorkommnisse. Doch leider hielt es wieder mal nicht lange an. Denn im Juni 2002 bekam ich starke Schmerzen in meiner

linken Brust. Beim Abtasten zu Hause, spürte ich einen Knoten und bekam Angst.
Ich vereinbarte einen Termin beim Frauenarzt. Dort sollte ich schnellstmöglich erscheinen.
Beim Ultraschall sah auch der Doktor eine Veränderung des Gewebes und beschloss deshalb eine Mammographie zu veranlassen.
Da es sehr schwer ist, einen raschen Termin für diese Untersuchung zu bekommen, machte mein Arzt etwas Druck. So bekam ich dann Anfang Juli 2002 einen Termin. Ich empfinde die Mammographie als sehr schmerzhaft, da die Brust fürchterlich eingequetscht wird. Aber das nützte alles nichts, da ich ja wissen wollte, was los war, musste ich da durch.
Also ließ ich es über mich ergehen und hatte doch ein komisches Gefühl im Bauch, da ich nicht wusste, was mich für ein Ergebnis erwartete. Bei der anschließenden Besprechung erfuhr ich dann von dem Tumor. Dieser sah nach Aussage der Ärztin auf den gemachten Bildern allerdings gutartig aus. Um das Gegenteil auszuschließen musste ich aber ins Krankenhaus zur OP.

Ein paar Tage später lag ich schon auf dem OP-Tisch. Ich hatte große Angst, da man ja schon soviel über Brust - OPs gehört hat und nicht unbedingt nur Positives.
Nach der Operation tat alles sehr weh. Da das ja völlig normal war, hielt ich die Schmerzen aus, denn wichtiger war mir eine Bestätigung des Arztes, dass der Tumor gutartig war.
Diese bekam ich dann noch am gleichen Tag, so dass ich wieder aufatmen konnte.

Ich musste noch ein paar Tage im Krankenhaus bleiben, dann fuhr ich erleichtert wieder nach Hause. Nach einer kurzen Schonzeit ging ich wieder Arbeiten. Das tat mir richtig gut.
Mein Kollege passte aber auf, dass ich nichts machte, was mir schaden konnte. Denn die Brust war ja noch geschwollen.

*Erinnerungen*

Ich war auf dem Weg der Besserung, als die nächste Hiobsbotschaft eintraf. Tannis Mutter erlag Ende Juli 2002 ihrem schweren Krebsleiden. Nun lag es an mir, Tanni zu zeigen, dass sie mit ihrer Trauer nicht allein war. Ich versuchte in nächster Zeit immer in ihrer Nähe zu sein, damit sie eine Schulter zum anlehnen hatte. Schließlich wusste ich ja am besten, wie es ist, die Mutter zu verlieren. Ich hoffte, dass sie sich trotz des schlimmen Ereignisses nicht zu sehr zurückzog, da ich lange Zeit benötigt hatte, sie aus ihrem Schneckenhaus rauszuholen.
Tanni hat in den letzten Jahren laut Aussagen von Freunden und Bekannten eine starke Persönlichkeit entwickelt. Ich hoffte, dass ihr diese Entwicklung bei der Bewältigung der Ereignisse nützlich sein konnte. Außerdem war und werde ich stets für sie da sein. Denn jetzt konnte ich einen Teil von dem zurückgeben, was ich in all den Jahren von ihr erhalten habe. Und das war einiges!!!
Freunde und Bekannte bemühten sich sehr um Tanni, so dass wir immer mal wieder ein Lächeln von ihr zu sehen bekamen. Sie wusste, dass das Leben weitergehen musste, auch wenn es sehr schwer fiel.

In den letzen Monaten hatte sich das Verhältnis zu ihrer Mutter sehr verändert. Durch die schwere Krankheit sind sich beide wieder näher gekommen. Schade nur, dass erst solche Sachen passieren müssen, um wieder auf einer Welle zu reiten.
Wir haben so viele Jahre auf ein positives Zeichen von ihr gehofft. Leider bekamen wir dieses bis zu diesem Zeitpunkt nie. Sie hätte uns mit einem Satz so glücklich machen können.
Doch jetzt lief alles anders ab, als zuvor. Sie ließ uns endlich ein Teil ihres Lebens sein. Es wurde zwar auch weiterhin nicht direkt über das von ihr verhängte Tabuthema gesprochen, doch sie zeigte uns mit Umarmungen u. s. w., dass sie unsere Beziehung nun akzeptierte. Das erleichterte mich sehr. Ich werde zwar niemals vergessen, mit welchen Mitteln sie uns versucht hat, auseinander zu bringen, doch ich versuchte nun anders damit umzugehen. Schließlich wird sie immer Tannis Mutter bleiben und somit auch ein Teil meines Lebens.
Wir versuchten es ihr in der folgenden Zeit so angenehm wie möglich zu machen. Es war sehr schwer mit anzusehen, wie sie leiden musste. In meinem Kopf spielte sich erneut das Drama um den Verlust meiner Mutter ab, das nun schon 17 Jahre zurück lag.
Leider erlag Hanni, so wurde sie genannt, wie schon weiter oben erwähnt, ihrem schweren Leiden im Juni 2002. Wir hatten also nicht mehr die Möglichkeit, uns ganz zu versöhnen, aber die Gewissheit, doch noch einen Platz in ihrem Herzen gefunden zu haben.

Es wurden schwere Wochen und Monate für Tanni. Doch sie versuchte, auf ihre Weise damit umzugehen. Sie ging oft zum Sport und versuchte sich auf der Arbeit abzulenken. Ihre Kollegen halfen ihr mit Gesprächen und ich wich nicht von ihrer Seite. So versuchten wir das Beste aus der Situation zu machen.

*Eine super Zeit*

Im Juli des gleichen Jahres fuhr Mike mit einer Jugendgruppe zur Ferienfreizeit nach Cuxhaven. Er blieb dort zwei Wochen und erzählte uns später, wie supergeil (seine eigenen Worte) es dort war. Nachdem unser letzter gemeinsamer Urlaub auf Djerba zum großen Reinfall geworden war, hatten wir Mike den Vorschlag gemacht, sich eine Ferienfreizeit auszusuchen, da diese Fahrten auf das Alter und die Bedürfnisse der Kinder und Jugendlichen abgestimmt werden. Heimweh hatte er eigentlich noch nie, deshalb hatten wir auch keine Bedenken ihn fahren zu lassen.
Jedenfalls war er so begeistert, dass er uns schon bei seiner Rückkehr mitteilte, dass er nächstes Jahr gerne wieder mitfahren würde. Mike erzählte uns dann noch Tage später von seinen Erlebnissen in und um Cuxhaven. Auf diese Weise stellten wir fest, dass ein gemeinsamer Urlaub einfach nichts mehr bringen würde, außer Stress für alle.
Ein paar Wochen später, im August 2002, flogen Tanni und ich nach Bulgarien. Es wurde der beste Urlaub, den wir bisher gemeinsam verbrachten. Es war ein toller Flug, ein super Hotel und ein toller Service der TUI Gesellschaft. Ich hebe den Veranstalter absichtlich heraus, da wir in den Jahren zuvor, einige andere ausprobiert haben und bei allen ziemlich enttäuscht waren. Hier stimmte einfach mal alles. Der Preis war

etwas höher, als bei den anderen, aber dafür wurde uns auch eine ganze Menge mehr geboten. Das Essen war sehr abwechslungsreich und sehr frisch, so dass auch ich mich mal von etwas anderem als Wassermelone und Brot ernähren konnte. Probleme mit dem Darm habe ich ja in jedem Urlaub, aber es war hier nicht ganz so extrem wie bisher. Natürlich hatte ich in regelmäßigen Abständen meine Schmerz- und Durchfallattacken, aber sie waren erträglich. Die Animation am Tag und besonders abends war sehr empfehlenswert. Es wurde sich bei allem sehr viel Mühe gegeben. Hier war der Kunde tatsächlich noch König. Wir erlebten einen Traumurlaub am Sonnenstrand von Bulgarien.
Ich war schon lange nicht mehr so relaxt und konnte Tanni, die ja erst vor kurzem ihre Mutter verloren hatte, mit meiner guten Stimmung anstecken. Schnell lernten wir durch verschiedene Aktivitäten, zu denen wir uns angemeldet hatten, andere Leute kennen, so dass man sich auch abends öfter mal zusammensetzte. Tagsüber lagen wir am Pool, spielten Fußball oder gingen am Strand entlang, bis hin zu den vielen kleinen Geschäften und Shops spazieren. Spätestens jetzt hatten wir uns entschieden, unsere schönsten Tage im Jahr nur noch mit der TUI-Gesellschaft zu verbringen.
Wir flogen dann nach zehn Tagen sehr erholt wieder Richtung Heimat. Hunderte von Bildern hatten wir zur Erinnerung gemacht, woraus ich später eine CD für den DVD Player zusammenstellte. Es war toll, noch einmal alles auf einem Fernseher anschauen zu können. Doch der Alltag kehrte wie immer schnell zurück.

*Ein sportlicher Neuanfang*

Wir konzentrierten uns nun wieder auf Dinge wie Familie, Arbeit und Sport. Wir spielten ja beide noch in Wickede/Ruhr Fußball und die Saison hatte wieder begonnen. So verbrachten wir die Sonntage größtenteils auf Sportplätzen, um Punkte zu sammeln. Während dieser Zeit, hatte ich bereits im Kopf für mich beschlossen, dass ich nun endlich mal das Fußballspielen an den Nagel hängen wollte. Die Saison sollte also eigentlich meine letzte sein. Aber es kam ganz anders. Ich hatte weiterhin Kontakt mit Nadja und natürlich mit Antje, die zu Saisonende zu Tornado gewechselt hatten. Ich fand heraus, dass dort mittlerweile ein Großteil der ehemaligen „Hennener" Damen spielte.

Das war sehr reizvoll, doch ich hatte einfach durch die Krankheit nicht mehr die Energie und die Kondition, als Spieler weiter zu machen oder gar den Verein noch einmal zu wechseln, also dachte ich nicht mehr weiter darüber nach. Durch den Tornado-Trainer, den ich noch bei verschiedenen Veranstaltungen traf, stellte sich jedoch heraus, dass er dringend eine Torfrau suchte. Da wurde mein Kopf doch wieder zum Denken angeregt. Denn das wäre eine Möglichkeit, noch eine Zeitlang mit dem aktiven Sport verbunden zu bleiben.

Nach weiteren Gesprächen waren wir uns einig. Die Forderungen, die wir gegenseitig stellten, konnten erfüllt werden und somit stand einem Wechsel zur Winterpause eigentlich nichts mehr im Wege.

Guter Dinge teilte ich den Wickeder Damen mein Vorhaben mit. Leider musste ich feststellen, dass keine große Begeisterung für meinen Wechsel aufkam. Ich hatte so eine große Ge-

genwehr nicht erwartet. Es wurde in den nächsten Wochen sehr viel diskutiert. Tanni wurde sogar mit SMS-Nachrichten bombardiert, weil alle Angst hatten, dass ich sie mitziehen würde. So ein Quatsch! Warum sollte ich das tun? Erstens treffe ich nicht Tannis Entscheidungen und zweitens hatte Tanni ihren Stammplatz im Wickeder Tor. Warum hat sich denn niemand darüber Gedanken gemacht, warum ich eigentlich gehen wollte? Als Spieler hatte ich gegen die jungen Leute in der Mannschaft konditionell keine Chance und eine gute Torfrau hatten sie schon. Sie brachten Tanni mit ihren endlosen Diskussionen nur weiter in Rage. Sie stellte nun ein Ultimatum. Wenn man sie nicht sofort aus allen Diskussionen raushalten würde, verlässt sie zu Saisonende den Verein. Bis dahin hatte sie sich über einen Wechsel keinerlei Gedanken gemacht, Nach diesen deutlichen Worten wurde es wieder etwas ruhiger um sie. Doch bei mir ging es unaufhörlich weiter. Mir wurden Vorwürfe gemacht, dass ich die Mannschaft im Stich lassen würde. Gleichzeitig kündigte man mir seitens des Vereines eine Sperre an. Das fand ich sehr übertrieben und es stieg große Enttäuschung in mir auf. Ich hatte eigentlich damit gerechnet, dass einer 35-jährigen auf ihrem sicherlich letzten sportlichen Weg keine Steine in den Weg gelegt werden würden. Vor allem, weil ich nicht als Stürmer, sondern als Torhüter wechselte. Es sprach auch niemand darüber, was ich bis zu diesem Zeitpunkt schon für den Verein und die Mannschaft getan hatte. Eigentlich hatte ich aus gesundheitlichen Gründen schon einmal aufgehört, aktiv zu spielen, mich aber für Notfälle angeboten. Zu dieser Zeit spielte ich erheblich mehr, als mir recht war. Komischerweise immer dann, wenn andere wegen Kleinigkeiten kurzfristig absagten. Dafür war ich immer gut

genug und spielte bei Schnee, Gewitter und Matsch (meistens auswärts) mit und ohne Schmerzen. Ich habe mich nie darüber beschwert, da ich mich in den Dienst der Mannschaft stellen wollte. Und nun?
Ich ließ mich dann in der nächsten Zeit nicht mehr in Wickede sehen und wartete auf meinen Pass. Ich weiß bis heute nicht, ob es dort nicht bekannt war oder ob der Verein es wirklich verpennt hat, mir meinen Pass rechtzeitig mit der eingetragenen Sperre zu übergeben. Da die Übergabe-Frist versäumt wurde, war die angegebene Sperre nicht mehr wirksam. Das war Gerechtigkeit oder???
So konnte ich doch noch pünktlich zur Rückrunde bei Tornado mein erstes Spiel absolvieren. Und ich habe es nicht bereut!!!
Die Bauchschmerzen, die ich wegen dieser Sache hatte, wurden auch wieder weniger.
Im April 2003 hatte ich wieder mal eine Routineuntersuchung bei meinem Arzt. Es war alles so weit in Ordnung. Das gab mir Mut und zusätzliche Kraft weiter zu machen.
So kam mal wieder eine etwas ruhigere Zeit und die genoss ich mit meiner Familie.
Mit dem neuen Verein feierte ich Erfolge und auch das tat gut. Tanni wurde von anderen Vereinen umworben und beschloss nach langer Überlegung im Sommer 2003 nach Dröschede zu wechseln. Hier sah sie die Chance, noch einmal aufzusteigen und sich neu zu beweisen. Wir hatten trotz des Theaters um meine Person auch weiterhin guten Kontakt zu einigen Spielern und Mitgliedern der Wickeder Mannschaft. Zu diesen Personen gehörte auch Karina, mit der wir uns schon vorher sehr gut verstanden hatten. Wir verbrachten in den letzten Monaten sehr viel Zeit miteinander und es entwickelte sich eine tiefe

Freundschaft. Sie ist wie Antje zu einer ganz besonderen Person in meinem Leben geworden. Diese beiden geben mir zusätzlichen Halt und haben mich nicht, wie andere zuvor, in irgendeiner Weise enttäuscht. Sie sind für mich da, wenn ich sie brauche und umgekehrt ist es genauso.
Manchmal reichen schon ein paar nette Worte und ein kurzes Gespräch, um jemanden ein Lächeln abzugewinnen. Freunde sollten nicht das Leben eines anderen bestimmen, sondern daran teilhaben. Ich war sehr glücklich, solche Freunde zu haben. In meinem Leben gab es schon viele Höhen und Tiefen, die ich sicher nicht ohne Familie und Freunde hätte meistern können.
Annette, eine weitere Spielerin der Wickeder Damen, ist mir auch sehr wichtig geworden. Nur habe ich da das Problem, dass ich nicht immer weiß, wie ich mit ihr umgehen soll. Sie ist herzensgut und sehr hilfsbereit, doch manchmal auch schnell beleidigt und sehr schwierig.
Da ich auf manche Dinge sehr sensibel reagiere und mir gerade bei Freunden und guten Bekannten meine Handlungen genau überlege, verstehe ich manche Reaktionen von ihr nicht. Sie kann so wechselhaft sein und sich an Kleinigkeiten hochziehen. Aber trotzdem versuche ich sie zu verstehen.
Wenn ich gerade über sehr nette Menschen in meinem Leben spreche, darf ich Tannis Cousine Angela und ihren Lebensgefährten Dino auf keinen Fall unerwähnt lassen. Auch sie sind für mich etwas ganz Besonderes. Sie standen Tanni und mir schon in vielen schwierigen Situationen zur Seite. Wir verbringen gerne einen Teil unserer Freizeit mit ihnen. Leider stellt sich das oftmals sehr schwierig da, weil beide in Schichtarbeit arbeiten.

Natürlich sollte man niemanden aus dem Freundes- und Familienkreis einengen. Das würde zu Streitereien und Aggressionsaufbau führen.
Wichtig ist immer: Da zu sein, wenn man gebraucht wird.

*Eine wichtige Erfahrung*

Bevor Mike im Sommer 2003 mit dem Sportbund in eine dreiwöchige Ferienfreizeit fuhr, mussten wir uns einem großen Problem in der Schule stellen. Ich bekam einen Brief, indem mir mitgeteilt wurde, dass mein Sohn eine Auseinandersetzung mit einem anderen Jungen aus seiner Klasse hatte. Mir wurde ein Datum zu einer Schulkonferenz mitgeteilt, zu der ich erscheinen sollte. Zunächst teilte ich Franko diese Nachricht mit. Da wir beide nicht wussten, um was es hier genau ging, befragten wir Mike. Er erzählte uns, wie es zu dem Streit kam. Der Junge hatte ihn mit abartigen Sätzen über meine Beziehung zu einer Frau in Rage gebracht. Mike wollte seine Mutter verteidigen. Er verstand nicht, was er verkehrt gemacht haben soll. Wir beschlossen gemeinsam zu diesem Termin zu gehen.
Was uns dort erwartete war schon der Hammer. Alle seine Lehrer saßen in einem Halbkreis zusammen, die Klassenlehrerin besetze das Pult und für uns hatte man drei nebeneinanderstehende Stühle in passende Position gebracht. Als erstes wurde vom Deutschlehrer, in dessen Unterrichtsstunde der Streit stattfand, ein Bericht vorgelesen, zu dem Mike Stellung nehmen sollte. Er wiederholte ganz genau, was sein Mitschüler ihm gegenüber verlauten ließ. Ich war sprachlos und es trieb

mir die Schamröte ins Gesicht. Mir war klar, dass gleichgeschlechtliche Beziehungen noch lange nicht von allen in unserer Gesellschaft akzeptiert wurden. Das hängt sicher auch damit zusammen, dass dieses Thema in vielen Familien zum Tabuthema verdammt wird. Ich denke aber, es sollte viel mehr mit Kindern und Jugendlichen darüber gesprochen werden, damit auch hier die Akzeptanz wächst. Kinder lernen nun mal von den Eltern. Wenn diese allerdings Konfrontationsthemen zu Hause vermeiden (dazu gehören auch Drogen und Alkoholmissbrauch) oder den Kindern sogar das Gefühl geben, mit derartigen Beschimpfungen richtig gehandelt zu haben, dann wird bald niemand mehr seine Mitmenschen akzeptieren und Fehler realisieren.
Mike musste sich jedenfalls eine Menge Fragen und Vorwürfe wegen seines Verhaltens gefallen lassen. Dass er eine Auseinandersetzung mit seinem Mitschüler wegen meiner Bindung zu einer Frau hatte, berechtigte die Lehrer allerdings nicht, ihn wie einen Angeklagten zu behandeln. Wir mussten dann später vor den Klassenraum warten, damit die Lehrer über eine Bestrafung nachdenken konnten. Es wurde beschlossen, dass mein Sohn einen Eintrag in seine Schulakte bekam und an einem geplanten Tagesausflug nicht teilnehmen durfte. Außerdem wurde uns nahe gelegt, uns an einen Psychologen zu wenden, der Mike helfen sollte, mit dieser und auch anderen Konfrontationsthemen besser umgehen zu können. Ich verstand die Welt nicht mehr. Dass er sich im Unterricht geprügelt hatte, war sicher nicht in Ordnung, aber niemand sprach über den anderen Jungen, der die Situation ausgelöst hatte. Wir verließen die Schule und ich machte Mike noch einmal klar, dass

ich sehr stolz auf seine Verteidigung war, die Prügelei aber keine Lösung sei.

### *Urlaub mit Tücken*

Es kehrte wieder etwas Ruhe ein und Mike freute sich auf seinen bevorstehenden Urlaub. Dort konnte er sich nach den turbulenten Wochen in der Schule erst einmal erholen.
Diesmal war es ein Zeltlager am Lütjensee. Er hatte sich für diese Freizeitfahrt entschieden, obwohl er zu seinem 13. Geburtstag nicht zu Hause sein würde. Wir schrieben uns Briefe und ich habe sicher mehr an ihn gedacht, als er an mich. Denn seine Zeit wurde durch viele Aktivitäten in Anspruch genommen und das war auch gut so. Er fühlte sich dort sehr wohl und hatte nach seiner Rückkehr reichlich zu erzählen. Zu seinem Geburtstag bekam er Geschenke, und es wurde auch ein wenig gefeiert. Er war auch nicht der einzige, der seinen Ehrentag in der Ferienfreizeit verbrachte. Langsam merkte man, dass Mike kein Kind mehr war.
Wir flogen dann kurze Zeit später mit der TUI-Gesellschaft nach Teneriffa. Den Urlaub hatten wir uns allerdings etwas anders vorgestellt. Diesmal hatten wir keinen Club, sondern ein Hotel gebucht. Statt dem belebten Süden, hatten wir uns für den zwar sehr schönen, aber  zu ruhigen Norden entschieden. Das bemerkten wir allerdings erst vor Ort. Das Hotel war wieder mal super. Das Essen einwandfrei und das Zimmer sehr sauber und komfortabel. Leider gastierten hier zu 90 Prozent ältere Herrschaften. Wir vermissten Leute in unserem Alter und die Clubanimation. Teilweise haben wir unsere Abende

auf dem Zimmer verbracht, da im Hotel nicht viel für junge Leute angeboten wurde. Die Strandpromenade mit seinen gemütlichen Pubs und Restaurants lag eine halbe Stunde Fußweg vom Hotel entfernt. Der Weg beinhaltete allerdings jede Menge Treppen, da das Hotel ziemlich weit oberhalb lag. Mit einem Taxi, die hier sehr günstig waren, war es sicher auch kein Problem, die Promenade zu erreichen. Ich erwähne das, weil ich gerade im Urlaub immer eine Toilette in meiner Nähe brauchte. Es wurde für mich einmal ziemlich unangenehm auf dem Weg zum Strand. Wir hatten uns zum Erkunden der Umgebung für den Fußweg entschlossen. Dass das ein Fehler war, konnten wir vorher nicht ahnen. Bis zu den Treppenstufen ging alles gut. Dann bekam ich Bauchschmerzen und merkte, dass ich dringend zur Toilette musste. Es ist für Nichtbetroffene kaum nachvollziehbar, in welch kurzer Zeit eine nicht vorhandene Toilette zur absoluten Qual werden kann. Mit jedem Schritt merkte ich, dass ich den Durchfall kaum noch halten konnte. Die Krämpfe verstärkten sich durch meine Angst, in die Hose zu machen. Meine Hände und mein Gesicht waren schweißgebadet. Tanni wusste nicht, wie sie mir helfen sollte. Weit und breit keine Möglichkeit zur Entleerung des Darms. Wie sollte ich das zu Ende bringen? Ich ging stocksteif, mit zusammengekniffenem Hintern eine Stufe nach der anderen herunter und hoffte, dass ich mir und den anderen Passanten, die mich mittlerweile wie einen Außerirdischen anschauten, eine Peinlichkeit ersparen konnte. Das war mir schon sehr lange nicht mehr passiert. In den letzten Jahren konnte ich dieses Problem ganz gut umgehen, da ich mich meistens in der Nähe einer Toilette aufhielt. Es wurde immer ernster. Tanni sprach mir mit ihrer gewohnt beruhigenden Art Mut zu. Wir wussten,

dass nach den hunderten von Treppenstufen eine kleine Einkaufspassage kam, in der sich auch WCs befanden. Ich quälte mich also Stück für Stück weiter hinunter und schaffte es im allerletzten Moment die Toilette zu erreichen. Mann, war ich glücklich! Für mich war das wie ein Geschenk, mich nicht komplett blamiert zu haben. Solche Situationen können sicher nur Betroffene nachvollziehen. Ich musste mich nach dieser Anstrengung, die mit Sicherheit eine gute Stunde gedauert hat, erst einmal setzen und wieder beruhigen. Tränen liefen mir vor Scham und Erleichterung über die Wangen. Meine Freundin, die nicht einen Schritt von meiner Seite gewichen war, drückte mich ganz fest und gab mir einen dicken Kuss.
Seit diesem Erlebnis fuhren wir nur noch mit dem Hotel-Bus, oder mit einem Taxi zur Promenade. Kleinere Sparziergänge waren natürlich auch weiterhin machbar.
Das schränkte uns zwar etwas ein, aber wir genossen den Urlaub trotzdem. Wir buchten noch ein paar Tagesfahrten, um Teneriffa besser kennenzulernen. Bis auf die Jeep-Safari, die ein absoluter Reinfall war, sahen wir noch sehr schöne Seiten der Insel. Überall war eine Toilette in der Nähe, so dass ich keine Panik mehr ausstehen musste.
Es sollte noch erwähnt werden, dass wir von der TUI-Gesellschaft für die verkorkste Jeep-Safari einen Gutschein für den einzigartigen Loro-Parque bekamen. Auch das war ein Pluspunkt für den Veranstalter, da die Karten nicht gerade billig waren. So stelle ich mir Service am Kunden vor. Bei der Katamaranfahrt, die vom Süden der Insel startete, lernten wir dann doch noch ein paar nette Leute kennen. Leider lagen unsere Hotels für ein Wiedersehen zu weit auseinander. Bei der Ankunft im Süden, hatten wir noch etwas Zeit zum Bummeln.

Wir nutzen diese, um uns die Hotel- und Clubanlagen ein wenig näher anzusehen. Da war richtig was los. Das bestätigte dann noch mal, dass wir die falsche Wahl getroffen hatten. Damit mussten wir jetzt leben und weiterhin das Beste daraus machen. Das taten wir dann auch. Die Fahrt mit dem Katamaran war ein einmaliges Erlebnis. Wir grillten auf dem Boot, sahen unendlich viele Wale und hatten eine deutsche Meeresbiologin an Bord, die jede Veränderung auf dem Meer kommentierte. Zu Beginn der Fahrt hatte ich noch Probleme mit meinem Bauch. Nachdem ich aber etwas gegessen hatte, wurde es schnell besser. Leider ging auch dieser Tag mal zu Ende und wir kehrten ins Hotel zurück. Die restlichen Tage verbrachten wir dann am Pool und versuchten, uns sportlich zu betätigen.

Bei der Ankunft am Düsseldorfer Flughafen wurden wir herzlich von Karina und ihren beiden Töchtern begrüßt. Sie hatten sich schon vorher bereit erklärt, uns zum Flughafen zu bringen und wieder abzuholen.
Schon im Auto mussten wir anfangen zu erzählen. Natürlich wollten auch wir wissen, was sich während unserer Abwesenheit so alles zugetragen hatte. So wurde es keine langweilige, sondern eine sehr unterhaltsame Rückfahrt.

*Mutter sein*

Es war nun schon Mitte September 2003. Wir, Franko, Tanni und ich, hatten uns noch vor den Sommerferien für die Hilfe eines Kinderpsychologen entschieden, da Mikes Verhalten auch weiterhin viele Fragen offen ließ. Ich konnte mir einige Handlungen meines Sohnes nicht erklären und hoffte auf professionelle Hilfe. Mein Bauch machte sich in dieser Situation wieder häufiger bemerkbar. Ich bekam erneute Magenkrämpfe und heftigen Durchfall. Zum ersten Termin fuhr Mike mit seinem Vater, da ich körperlich nicht dazu in der Lage war. Von jetzt an hatte er wöchentliche Termine.
Diese Sitzungen, wie sie in Fachkreisen genannt werden, taten meinem Sohn sichtlich gut. Zwischenzeitlich mussten auch Franko und ich zu Einzelgesprächen dort hin. Wir sollten von unserer Kindheit und unserem bisherigen Leben erzählen. Bei mir stellte sich dann wieder einmal heraus, dass ich mich seit dem Tod meiner Mutter sehr verändert hatte und mich für jedermann verantwortlich fühlte. Zu selten würde ich meine Wünsche offenbaren und zu viel Rücksicht auf andere nehmen. Alles würde ich in mich hineinfressen, statt mit jemanden zu reden. Ich war eigentlich der Meinung, dass ich in den letzten Jahren offener geworden bin. Sicher hatte der Psychologe Recht, wenn er behauptet, dass ich immer noch versuche, alle Dinge des Lebens alleine meistern zu wollen und ungern Hilfe von Freunden und Bekannten annahm. Aber hier ging es hauptsächlich um Mike.
In den folgenden Wochen ereigneten sich viele unangenehme Dinge. In der Schule baute Mike weiter ab, obwohl ich versuchte, ihn bei allem zu unterstützen. Der Psychologe gab sich

sehr viel Mühe, die Gründe für das Verhalten herauszufinden. Ich hatte das Gefühl, den Boden unter meinen Füßen zu verlieren. Es wurde immer schwieriger, an Mike heranzukommen. Er blockte fast jedes Gespräch ab, was ich versuchte, mit ihm zu führen. Mein Gott, fühlte ich mich hilflos!

Ich wollte doch nur, dass es ihm gut geht und es lag mir natürlich sehr viel daran, zu verstehen, warum er das alles tat. Es blieb kaum noch Zeit zum Luftholen, da alle paar Tage etwas Neues passierte. Jedes Mal versuchte ich mit ihm darüber zu reden, bevor ich Franko informierte. Doch ich hätte auch mit einer Wand reden können, das Ergebnis wäre das gleiche gewesen. Auf der Arbeit war ich teilweise unkonzentriert, da meine Gedanken sich nur noch um Mike drehten. Mein Kollege Olli (ein guter Zuhörer), hatte sehr viel Verständnis für meine Situation und versuchte, mir Mut zum Durchhalten zu geben. Doch wie lange konnte ich das noch? Es waren keine Kleinigkeiten, die unser Zusammenleben zunehmend beeinträchtigten. Ich stellte mir immer wieder die Frage, was ich bei meiner Erziehung falsch gemacht haben könnte oder kam Mike doch nicht mit meiner Beziehung zu Tanni zurecht? Wir waren nun schon über sieben Jahre ein Paar und mein Sohn hatte uns schon hundertmal gesagt, dass er unsere Beziehung toll finden würde und nicht mehr missen wollen würde. War es wirklich so? Oder wollte er uns einfach nicht verletzen?

*Ein neues Jahr*

Wir hatten mittlerweile Dezember 2003. Meine Schmerzen wurden immer heftiger, ich musste mich öfter übergeben und mein Durchfall war explosionsartig. Ich hielt noch etwas durch, bevor ich Ende Dezember meinen Arzt aufsuchte. Es wurde eine Ultraschalluntersuchung durchgeführt und Blut abgenommen. Da die Blutergebnisse auf keinen Schub hinwiesen, machte ich mir noch mehr Gedanken. Warum hatte ich diese starken Schmerzen? Woher kamen sie? Was war mit mir los? Dr. Schicker wollte erst einmal abwarten, da ich die letzten Monate sehr viel Stress hatte und er einen Zusammenhang vermutete. Es war das gleiche Auf und Ab wie bei Mike.
Die Situation hatte sich zwischenzeitlich auch wieder etwas entspannt.
Wir bereiteten uns auf die Weihnachtsfeiertage vor. Ich brauchte nicht arbeiten, so dass ich mehr Zeit mit Mike und Tanni verbringen konnte. Letztere wurde schon viel zu viel von mir vernachlässigt. So wurde Weihnachten und Silvester nach den letzten turbulenten Monaten doch noch etwas Besonderes.
Im neuen Jahr wurden die Schmerzen allerdings auch nicht besser, so dass mein Arzt mir ein Medikament aufschrieb, das ich in den After einführen musste. Diese Prozedur war sehr unangenehm und ohne Tanni nicht durchführbar. Es war mir sehr peinlich, sie hierbei um Hilfe zu bitten. So zogen wir das ganze 14 Tage durch. Leider wieder ohne Erfolg. Unseren Freunden und Bekannten konnte ich schon lange nichts mehr vormachen. Sie wussten von meiner Situation und versuchten

für mich da zu sein. Das half mir, die Balance nicht ganz zu verlieren.
Es musste ja irgendwie weitergehen.
In den nächsten Wochen versuchte ich mich auf meine Arbeit, meine Familie und sportliche Erfolge zu konzentrieren. Gesundheitlich fiel mir das aber nicht besonders leicht, da sich trotz Cortison-Therapie nichts änderte. Auch die angespannte Situation mit Mike machte mir weiter zu schaffen. Nach einer längeren Ruhephase begann bei ihm wieder die Zeit der Dummheiten. Ich wusste zwar, dass es heiße Phasen während der Pubertät geben wird, doch das war mehr. Er war ja eigentlich ein sehr lieber Kerl und machte sich auch ständig Sorgen um mich. Doch gerade deshalb verstand ich ihn nicht mehr. Was ging in dem Jungen vor? Warum sprach er nicht mit mir darüber? Fragen über Fragen, aber keine Antworten. Die wöchentlichen Treffen mit dem Psychologen brachten mich auch nicht weiter. Mike erzählte nicht besonders viel darüber. Über sportliche Erfolge mit meiner Mannschaft freute ich mich sehr, aber sie waren zurzeit nur ein kleiner Teil meines Lebens, denn ich konnte mich wegen der vorhandenen Schmerzen und meiner privaten Probleme nicht hundertprozentig darauf konzentrieren. Es wurde immer schwieriger, alles unter einen Hut zu bringen. Das Training war teilweise eine Qual, aber ich zog es durch. Selbst bei den Meisterschaftsspielen hatte ich Probleme, mich nicht gekrümmt ins Tor zu stellen. Einmal hätte ich sogar fast den Platz während des Spieles wegen einer Durchfallattacke verlassen müssen. Ich konnte es gerade noch mit zusammengekniffenem Hintern bis zur Pause verhindern.
Eigentlich hört sich das ja recht witzig an. Ist es aber nicht. Die Situationen können so heftig eskalieren, dass sich der Be-

troffene manchmal wünscht, nicht mehr auf dieser Welt zu sein. Auch ich hatte diesen Gedanken schon, aber ich sage mir dann immer, dass es schlimmere Krankheiten gibt und es sich schon allein wegen meiner Familie lohnt zu kämpfen. Ich liebe meine beiden, auch wenn ein Zusammenleben immer schwieriger wird.

### *Dünndarmspiegelung: Nie wieder!*

Tanni hatte noch ein wenig mehr sportlichen Erfolg mit Dröschede. Sie steht mit ihrer Mannschaft auf Platz 1. Also direkt vor uns. Ich gönne ihr das, auch wenn wir in der gleichen Liga direkte Konkurrenten waren.
Wir mussten schon zweimal gegeneinander spielen. Das war zwar komisch, doch für uns kein Problem, da wir Sportliches und Privates trennen konnten.
Da das Cortison auch weiterhin keine Besserung brachte und ich nun schon fast durchdrehte vor Schmerzen, machte mein Arzt einen Termin für eine aufwendige Röntgenuntersuchung im Unnaer Krankenhaus. Mittlerweile vermutete er eine Darmverengung, die eigentlich schon am Blutbild erkennbar war oder sein sollte. Nur bei mir war das mal wieder anders. Denn mein Blutbild war in Ordnung. Ich hatte von der Cortisoneinnahme auch keine Gewichtszunahme oder ein aufgeschwemmtes Gesicht. Im Gegenteil, bei mir war es, wie so häufig, Gewichtsverlust. Auch das machte alles noch viel schwerer, da ich mich schlapp und ausgepowert fühlte. Nun arbeitete ich schon seit Monaten unter nicht mehr kontrollierbaren Schmerzen und fragte mich ständig, wie ich das noch länger schaffen

sollte. Ich hatte immer öfter Tränen in den Augen und war schon nahe dran mich aufzugeben. Doch ich hoffte erneut auf ärztliche Hilfe. Für den Termin im Krankenhaus wurde ich einen Tag krankgeschrieben. Tanni begleitete mich dort hin. Dr. Schicker hatte mir zwar vorher erklärt, was mich dort erwartete, doch in Wirklichkeit war es viel schlimmer.
Als ich am 18.03.04 im Wartezimmer saß, hatte ich große Angst. Was wird bei dieser Untersuchung festgestellt und wie unangenehm wird sie?
Dann war es soweit. Zuerst sollte ich mir ein Spray in die Nase sprühen. Das sollte ein einfacheres Einführen des Schlauches bewirken. Tat es aber nicht. Der erste Versuch der Ärztin scheiterte, da ich einen Würge-Reiz nicht verhindern konnte. Wir probierten es noch einmal. Zunächst im Sitzen und dann weiter im Stehen. Als der Schlauch endlich seine Position im unteren Dünndarm erreicht hatte, lag ich bereits auf dem Untersuchungstisch. Ich war schweißgebadet, konnte kaum schlucken und Luftholen. Nun ging es weiter. Es wurden mir nach und nach Spritzen mit Kontrast- und anderen Mitteln durch den Schlauch verabreicht. Es wurde immer unangenehmer. Als ich auch das hinter mir hatte und die Ärztin die ersten Aufnahmen machte, wurde mir etwas mulmig. Ich hielt noch etwas durch, doch dann musste ich mich übergeben. Die gespritzten Mittel und der größte Teil des Schlauches kamen im hohen Bogen wieder heraus. Mir war das sehr peinlich und ich hatte Tränen in den Augen, doch es war nicht zu verhindern. Mein Pulli und ein Teil des Bodens sahen nicht gut aus. Ich hatte großes Glück, dass bis zu diesem Zeitpunkt schon einige Aufnahmen gemacht wurden und wir das Ganze nicht wiederholen mussten. Während die Schwester den Raum säuberte, sollte

ich noch eine Viertelstunde auf und ab laufen, damit sich das noch auf dem Weg zum Darm befindliche Kontrastmittel senkte. So konnten wir noch weitere Aufnahmen vom Dünndarm machen. Endlich hatte ich es hinter mich gebracht. Der Befund war allerdings nicht so toll. Am Ende des Dünndarms, bis zum Anfang des Dickdarms waren 50 cm sehr stark verengt. Das erklärte dann auch die Komplikationen während der Untersuchung. Da die gespritzten Mittel sich zum Teil keinen Weg durch die Verengung suchen konnten, liefen sie zurück in den Magen. Das bewirkte meine Übelkeit und das anschließende Erbrechen.

Ich war nun einfach nur froh, den Raum verlassen zu können. Nachdem man uns kurze Zeit später den Befund übergab, machten wir uns damit auf den Weg zu meinem Gastroenteologen. Der war genauso wenig von den Bildern begeistert wie ich. Wir besprachen den weiteren Verlauf. Er verschrieb mir ein weiteres Cortisonpräparat, das sich nur auf den Dünndarm auswirken sollte. In den nächsten Wochen sollte ich sehr viel Geduld haben, da eine solche Verengung nicht so einfach zu weiten war.

Es war wie in den Wochen und Monaten zuvor, wieder nur ein Versuch.

Sollte jedoch auch weiterhin keine Besserung eintreten, könnte eine OP nicht mehr verhindert werden. Diese Operation versucht man jedoch so lange es geht zu verhindern, da man ohne Dünndarm nicht leben kann und dieser Verdauungsapparat erheblich wichtiger als der Dickdarm war.

Wir fuhren nach Hause. Meine Gedanken kreiselten weiterhin um das Geschehene. Da ich mich matt fühlte, wollte ich mich zu Hause auf dem Sofa von den Anstrengungen erholen. Leider kam alles anders.

### *Eine böse Überraschung*

Als Tanni unseren Briefkasten öffnete, lag dort ein Brief von Mikes Schule. Ich ahnte Böses und hatte Recht damit. Mein Sohn war die letzten drei Tage nicht zum Unterricht erschienen. Als ich ihn damit konfrontierte, nannte er seine Angst um mich als Grund dafür, dass er sich nicht hätte konzentrieren können und deshalb erst gar nicht gegangen wäre.
Leider nahm ich ihm das nicht ganz ab. Hätte er vorher mit mir darüber gesprochen, wäre ich sicher bereit gewesen, ihn für diesen einen Tag von der Schule zu befreien. Doch was war mit den anderen Tagen? Warum log er schon wieder? Was wollte er damit erreichen?
Ich war am Ende meiner Kräfte. Das gab mir nach all den Vorkommnissen der letzten Wochen und Monaten den Rest.
An Ausruhen war nicht mehr zu denken. Ich rief als erstes Franko an, mit der Bitte, zu uns zu kommen. Während er mit Mike versuchte zu reden, rief ich den Psychologen an. Ich brauchte jemanden, der mir zuhörte und der mit der ganzen Situation vertraut war. Mir gingen so viele Fragen und Gedanken durch den Kopf, die ich ihm mitteilen wollte.
Wir telefonierten ziemlich lange. Er hatte eigentlich schon seit längerer Zeit mit meiner Resignation gerechnet. Deshalb war er auch nicht so sehr verwundert, als ich ihm sagte, dass bei mir jetzt nichts mehr ging und ich keine Basis mehr für ein weiteres Zusammenleben von uns dreien sehen würde. Ich lie-

be meinen Sohn, aber ich sah keinen anderen Ausweg außer einer Veränderung für uns alle. Nachdem er mir dann noch mitteilte, dass er schon seit langer Zeit durch die wöchentlichen Stunden mit Mike herausgefunden hatte, dass der größte Teil seiner Taten eine unbewusste Inszenierung war. Das heißt, er stellt mich schon seit Monaten auf die Probe, um zu schauen, wie lange ich das noch mitmachen und aushalten würde. Denn sein eigentlicher, geheimer Wunsch war es, bei seinem Vater zu leben. Seine Verschlossenheit war ja ein Grund dafür, einen Psychologen hinzuzuziehen.
Ich konnte gar nicht glauben, was ich da hörte. Zudem war ich so an meinem Limit angelangt, dass nichts mehr in meinen Kopf rein ging.
Mein nächster Wunsch war ein schneller Termin mit Franko bei Herrn Nathan. So hieß der Psychologe nämlich. Noch nach dem Telefongespräch teilte ich Franko meine Entscheidung mit. Er nahm mich zu diesem Zeitpunkt aber noch nicht wirklich ernst. Sicher dachte er, dass ich mich erst mal wieder beruhigen musste. Wir hatten dann ein paar Tage später einen gemeinsamen Termin. Bis dahin konnte ich kaum noch klar denken. Auf der Arbeit sprach ich wieder mal mit Olli über alles. Auch er war geschockt, als er das alles hörte. Ich versuchte meine Arbeit wie immer gut zu machen. Doch meine Gedanken waren woanders. Auch die heftigen Schmerzen veränderten sich weiterhin nicht. Wie würde unser Gespräch verlaufen? Wie würde das alles enden? Ich wollte doch nur mal wieder aus dem Sumpf heraus, indem ich mich seit langem befand. Ich glaube, mit meiner Äußerung hatte ich einen Hilfeschrei abgelassen. Das wurde mir erst jetzt bewusst. Hoffentlich würde ihn jemand hören. Eigentlich wollte ich doch nur,

dass alle wieder glücklich waren und endlich mal Ruhe in mein Leben einkehrte.

Dann war der Tag der Endscheidung gekommen. Als wir bei Herrn Nathan saßen, wiederholte ich meine Aussage und stand auch hundertprozentig dazu. Franko war sichtlich geschockt. Er hatte nicht damit gerechnet, dass alles so dramatisch war. Ich war zwar sehr ruhig, hatte aber schon wieder Magenkrämpfe. Wir gingen dann noch die weiteren Möglichkeiten durch, die es gab. Ich hoffte natürlich, dass Franko sich für Mike entschied und wir alles andere nicht in Betracht ziehen mussten. Er war nun so durcheinander, dass er unser Gespräch erst einmal abbrach und zum Nachdenken nach Hause fuhr. Das war völlig in Ordnung, da er ja einiges zu verarbeiten hatte. Das versuchte ich bereits seit Monaten. Nur wusste ich schon lange nicht mehr, woher ich die Kraft dazu noch nehmen sollte. Jetzt fühlte ich mich ein wenig befreit. Nicht dass es mir gut ging, aber meine Gefühle raus gelassen zu haben, war ein erster Schritt in die richtige Richtung.
Anfang des Jahres hatten wir (Tanni und ich) uns entschieden, ein Mietshaus zu suchen. Wir hatten den Gedanken schon öfter, da wir für unsere Sozialwohnung Fehlbelegungsabgaben an die Stadt zahlen mussten. Dazu kamen die immer lauter werdenden Mieter unter uns. Dieses alles nervte mittlerweile gewaltig. Im März hatten wir dann das passende Objekt für uns gefunden. Das Haus war nur etwa 150 Meter von unserer Wohnung entfernt. Zu den anstrengenden letzten Monaten, kamen nun auch noch viele Überlegungen und Handlungen für den bevorstehenden Umzug hinzu. Mein Kopf machte niemals Pause.

*Am Wendepunkt*

Franko hatte nach einem Gespräch mit seiner Frau und einem weiterem Treffen mit dem Psychologen seine Entscheidung getroffen.
Mike sollte nach den Sommerferien zu ihnen ziehen und bei ihnen leben. Ich war sehr erleichtert und hoffte, dass das der richtige Weg sein würde. Nun stand ein Gespräch zwischen meinem Sohn und mir an. Ich musste ihm die Entscheidung mitteilen. Da ich nicht wusste, wie er reagieren würde, hatte ich ein mulmiges Gefühl im Bauch. Doch das Gespräch verlief besser als ich dachte. Wir unterhielten uns noch einmal über alles, was geschehen war. Er schien sehr gelassen. Die ganze Zeit über hielt ich seine Hand. Meine Magenschmerzen waren immer und überall dabei. Obwohl man ein wenig Enttäuschung in seinen Augen wahrnehmen konnte, war er nicht unglücklich. Ich machte ihm dann noch klar, dass dieses keine Bestrafung, sondern eine zweite Chance für ihn sein sollte. Da er das Gesagte erst einmal verarbeiten musste, ließ ich ihn die nächsten Tage in Ruhe.

*Das Experiment*

Wir hatten nun schon April 2004. In ein paar Tagen gab es Osterferien. Da mein Arzt in dieser Zeit nicht in der Praxis sein würde, gab er mir telefonisch noch ein paar Anweisungen wegen der weiteren Einnahme der Tabletten. Seit Wochen

nahm ich zusätzlich Schmerztabletten, da ich meine Arbeit sonst gar nicht mehr hätte schaffen können. Es waren nicht nur die Magenschmerzen, die mich weiterhin belasteten, sondern hinzugekommene Rückenschmerzen. Seit der Feststellung der Darmverengung sind diese immer zeitgleich vorhanden. Deshalb stand ich immer öfter total verzweifelt an meinem Arbeitsplatz. Jede Bewegung war mühsam und schmerzlich zugleich. Glücklicherweise hatte ich nun eine Woche Urlaub vor mir. Da ich in den Tagen zuvor wieder öfter Brechanfälle hatte und eine erneute Gewichtsabnahme nicht zu übersehen war, beschloss ich einen Selbstversuch. Schon längere Zeit hatte ich den Verdacht, dass ich mindestens eines der Cortisonpräparate nicht vertrug. Aus diesem Grund probierte ich in meiner Urlaubswoche folgendes aus:
Die ersten zwei Tage nahm ich gar kein Cortison. Die jeweils nächsten zwei Tage nahm ich die Präparate getrennt. Das Ergebnis war verblüffend. Bei allen Varianten wurden die Beschwerden deutlich verringert. Nun wollte ich es noch genauer wissen und nahm noch einmal beides zusammen. Wie vorher, waren die Schmerzen nicht zu ertragen und ich musste mich sofort wieder übergeben. Nach diesem Versuch stand mein Entschluss fest. Zunächst nahm ich nur noch das auf den Dünndarm wirkende Cortison. Die Erleichterung kann sich niemand vorstellen. Ohne Schmerzmittel verbrachte ich nach meinem Urlaub die erste Woche auf der Arbeit. Ich hätte schreien können vor Glück.
Als ich ein paar Tage später mit meinem Arzt telefonierte und ihm meine Handlung mitteilte, war er verblüfft über das Ergebnis. Da er aber froh war, dass es mir endlich mal besser

ging, sollte ich die nächsten drei Wochen mit der Einnahme fortfahren.

*Selbstzweifel*

Seit dem Gespräch mit Mike war schon etwas Zeit vergangen. Die Vermutung des Psychologen verhärtete sich zunehmend. Mir fiel auf, dass mein Sohn immer häufiger von seinem Vater, seinen Freunden in Holzwickede und dem bevorstehenden Schul- und Wohnungswechsel sprach. Er schien sich mit der Situation auseinanderzusetzen. Das war sehr wichtig für uns alle. Trotz meiner getroffenen Entscheidung lag mir die Zukunft meines Sohnes natürlich sehr am Herzen.

In der Schule änderte sich nicht besonders viel. Er tat noch nicht einmal mehr das Nötigste. Ich würde so gerne wissen, was er denkt, warum er das alles macht und wann sich daran mal etwas ändert! Jedes Gespräch, was mit diesem Thema zu tun hatte, wurde von ihm abgeblockt. Ich kam nicht mehr an ihn ran. Ich verstand die Welt nicht mehr.
Morgens kontrollierte ich mit ihm zusammen seinen Rucksack, um sicher zu sein, dass er wenigstens alle Sachen mit in die Schule nahm. Ständig erzählte Mike mir, dass er keine oder nur wenig Hausaufgaben auf hätte. Briefe und Anrufe seitens der Schule belehrten mich immer wieder eines besseren.
Habe ich als Mutter versagt oder kriege ich das alles wegen der Krankheit nicht gebacken? Bin ich zu labil? Eigentlich hatte ich nie das Gefühl, labil zu sein. Zur Zeit fühle ich mich

einfach nur leer und ausgepowert. Wenn ich könnte, würde ich mich gerne für einige Zeit unsichtbar machen. Leider löst das aber auch keine Probleme.

*Auf in eine neue Zeit*

Tanni hatte mit „Dröschede“ schon vorzeitig den Aufstieg in die Bezirksliga geschafft. Das freute mich sehr, auch wenn ich mit meinem Verein die Chance dazu nicht nutzen konnte. Ihre Mannschaft hatte es sich auf jeden Fall verdient und ich wünschte „ihnen“ alles Gute für die neue Saison.
Ich hatte nach den turbulenten letzten Monaten beschlossen, zukünftig die Fußballschuhe im Schrank zu lassen. Diesmal ist es ein Abschied für immer, da die letzte Saison zusätzlich an meinen Kräften gezerrt hatte.
Ich möchte zukünftig diese Zeit für mich persönlich nutzen und versuchen, mehr Ruhe in mein Leben zu bringen. Falls das möglich ist, wird es mir sicher auch gesundheitlich wieder besser gehen.

Bevor wir Ende Mai 2004 ins neue Haus einziehen konnten, mussten noch alle Räume tapeziert und in den oberen zwei Etagen Laminat verlegt werden. Es war also noch viel zu tun. Wieder mal wurde es stressig, da wir tagsüber auch noch arbeiteten. Ich war sehr dankbar, dass mein Vater uns so viel half. Ohne ihn und andere Helfer hätten wir es nie rechtzeitig geschafft. Morgens holte ich meinen Vater schon vor der Arbeit von Dortmund ab und abends brachte ihn einer von uns wieder nach Hause. Meistens blieben wir dann noch bis 24:00 Uhr im Haus, um voran zu kommen. Diese Umzugs- und Renovierungsarbeiten kosteten mich wieder mal ein paar Kilos. Leider blieben die häufigen Stuhlgänge und die dazu gehörigen Bauchschmerzen auch nicht aus. Dazu kamen noch heftige Kopf- und Gliederschmerzen.

Dann war es soweit. Wir zogen um. Viele fleißige Helfer packten an diesem Tag mit an. Abends standen schon fast alle Möbel aufgebaut am richtigen Platz. In den nächsten Wochen müssen wir uns noch um einige Dinge im Haus kümmern. Doch das ist ja normal.

### *...Endlich Ruhe*

Nun haben wir schon Mitte Juni 2004. Die ersten Tage im Haus waren so ruhig, dass wir dachten, im Urlaub zu sein. Kein Getrampel und lautes Geschrei unter oder neben uns. Wir konnten es kaum glauben. Endlich konnte man sich wieder in normaler Lautstärke unterhalten und musste sich nicht über die ehemaligen Nachbarn ärgern. Zu den anderen Mietern wollten wir den Kontakt natürlich nicht verlieren. Mit ihnen hatten wir uns immer gut verstanden und das sollte auch so bleiben.

Auch wenn sich seit der letzten Blut- und Ultraschalluntersuchung eine leichte Verbesserung der Darmverengung eingestellt hatte, bleibt meine Angst vor einer OP. Denn ich stelle mir die Frage, was bei einer Reduzierung des Cortisons, die ja irgendwann ansteht, passieren würde. Wie sieht es wirklich in und um meinen Darm herum aus?

Kann eine OP wirklich verhindert werden oder wird sie durch die Medikamente nur aufgeschoben? Wie immer, kann ich nur abwarten und hoffen.

Wir hatten jetzt Juli 2004 und ich nahm schon seit Monaten Cortison. Mittlerweile machen sich auch weitere Beschwerden bei mir bemerkbar. Bisher hatte ich immer das Problem, ständig auf die Toilette zu müssen. Nun kann ich kaum noch und mein Bauch wird immer dicker und härter. Zusätzlich bekomme ich immer häufiger Muskelkrämpfe.
Von den Händen bis zu den Zehen verkrampfen sich die Muskeln immer öfter. Das war sehr unangenehm und auch schmerzhaft. Da ich wegen der Medikamenteneinnahme regelmäßig meinen Arzt anrufen muss, teilte ich ihm bei dieser Gelegenheit die Veränderungen gleich mit.
Die Krämpfe wiesen auf einen Magnesiummangel hin. Doch die kaum noch vorhandenen Stuhlgänge können mehrere Ursachen haben. Im negativsten Fall hat sich der Darm wieder weiter verengt.
Wir versuchen es mit einem weiteren Präparat in den Griff zu bekommen. Also, wieder mal abwarten!!!

In ein paar Tagen beginnen die Ferien. Gott sei Dank!
Dann gibt es wenigstens ein Streitthema bei uns zu Hause weniger.
Mike fährt auch dieses Jahr wieder mit dem Sportbund zum Lütjensee. Er freut sich schon sehr darauf und ich bekomme Zeit zum Durchatmen. Auf meinen Urlaub muss ich leider noch fünf Wochen warten, aber dann werde ich mit Tanni noch eine Woche verreisen, um mich mal so richtig zu erholen.

*...die Hoffnung stirbt zuletzt*

Das Sitzenbleiben meines Sohnes konnten wir nicht mehr verhindern. Ich hatte immer wieder auf Besserung gehofft, doch das Gegenteil war der Fall.
Nun haben wir uns damit abgefunden, und so wird Mike in Holzwickede das Schuljahr wiederholen.

Den Urlaub auf Mallorca 2004 genossen wir ganz besonders. Endlich zeigten die Medikamente ihre Wirkung und ich konnte mich nach Monaten wieder entspannen.
Kaum zu glauben, aber ich hatte es wieder mal geschafft, die nicht enden wollenden Schmerzen mit ebenso viel Hoffnung zu besiegen. Nun ging es mir wieder besser und ich schöpfte neuen Mut.

Auch Mike hatte viel Spaß am Lütjensee und kam bestens gelaunt zurück. Das machte mir Hoffnung für den bevorstehenden Umzug zu seinem Vater.

Der verlief ohne Zwischenfälle und Mike zeigte sich sehr zufrieden mit der neuen Situation.
So vergingen die nächsten Monate ohne besondere Vorkommnisse.

### *Ein Neuanfang für Mutter und Sohn*

Ich musste mich erst daran gewöhnen, dass die täglichen Auseinandersetzungen mit meinem Sohn ausblieben. Natürlich vermisste ich ihn. Die Ruhe tat meiner Gesundheit allerdings sehr gut. Ich freute mich umso mehr auf die gemeinsamen Wochenenden. Die konnten wir nun ganz anders gestalten und genießen.
Wir redeten ausgelassener und hatten seit langem wieder Spaß miteinander. Mike wiederholte in der nächsten Zeit immer öfter, wie wohl er sich bei Franko fühlte und dass es ihm leid tat, wie das alles zustande gekommen war.
Ich denke, dass er mir nie wehtun wollte und hoffte, dass ich den richtigen Schritt getan hatte, um uns allen zu helfen. Ich liebe meinen Sohn und das wird sich auch nie ändern. Denn Liebe hat nichts mit Entfernung zu tun, sondern mit Vertrauen und Hoffnung. Das Vertrauen muss man wieder aufbauen und die Hoffnung sollte man nie verlieren.

### *...Sie kann es nicht lassen*

Nun, wo es mir gesundheitlich mal so richtig gut ging, wurde ich, nachdem ich bei einem Freundschaftsspiel im Emsland

mitgespielt hatte, immerzu aufgefordert, doch noch eine Saison für Dröschede zu spielen. Ich wusste nicht, was ich tun sollte. Lust hatte ich schon, aber wie würde Tornado darauf reagieren? Ich lehnte deshalb immer wieder ab, doch es wurde jede Gelegenheit genutzt, mich zu überreden. Das machte mich ganz durcheinander, aber auch neugierig. Also rief ich meinen EX -Trainer Danny an und fragte ihn um Rat. Wir hatten uns immer gut verstanden und seine Aussage war sehr wichtig für mich. Er sagte mir, dass er das zwar sportlich nicht ganz in Ordnung fände, sich aber privat nichts zwischen uns ändern würde, egal wie ich mich entscheiden würde.
Nach weiteren Überlegungen, sagte ich in Dröschede zu.

Es war allerdings nur ein kurzes Vergnügen, da ich bereits im dritten Spiel ohne fremde Einwirkungen Knieprobleme bekam und kurze Zeit später operiert wurde. War das Schicksal?
Nach der OP im September 2004 sagte mir der behandelnde Arzt, dass ich nie wieder Fußball spielen dürfte. Das war deutlich!
Na ja, es gibt schlimmeres, oder?

### *Es tut weh*

Genau, es gab schlimmeres.
In der Winterpause der Fußballsaison fanden einige Hallenturniere statt. Ich begleitete Tanni zu diesen, um zuzuschauen. Natürlich traf ich dort auch auf Spieler von Tornado, die ich schon seit Monaten nicht mehr gesehen hatte. Mein kurzzeitiger Wechsel nach Dröschede blieb nicht ohne Folgen. Einige

von ihnen redeten kein Wort mit mir und behandelten mich wie Luft. Das tat weh, doch damit musste ich rechnen. So ging das bei jeder Gelegenheit weiter, bis auch Tornado mitbekam, dass ich zwei weitere Ärzte wegen des Knies aufgesucht hatte, die mir bestätigten, dass alles wieder völlig in Ordnung war und einer Rückkehr auf den Fußballplatz nichts mehr im Wege stand.
Komisch, dass plötzlich das Interesse an mir wieder da war. Tornado hatte die große Chance, in dieser Saison aufzusteigen und benötigte dazu dringend einen Torwart.
Tibu, einer meiner Ex-Trainer, suchte beim Turnier in Menden das Gespräch mit mir. Ich sah eigentlich keine Chance einer Rückkehr in der momentanen Situation.
Er sprach von einem klärenden Gespräch und der Hoffnung des Aufstiegs. Ich war nicht sicher, ob ich das wirklich wollte. Meinen damaligen Wechsel würde sowieso keiner verstehen und mich deshalb wie einen Verbrecher behandeln zu lassen, hatte ich auch nicht nötig. Was sollte ich also tun?
Nach langer Überlegung sagte ich schließlich irgendwann zu, da ich der Meinung war, dass ich nichts zu verlieren hatte.

### *Ein zweiter Versuch*

Das Gespräch verlief friedlich und wir einigten uns auf einen Neuanfang.
Meine Zusage galt für die Rückrunde. Für die Zeit danach hatte ich noch keine Pläne.
So stand ich nach der Winterpause wieder für Tornado im Tor und wir konzentrierten uns auf das angestrebte Ziel.

Das schafften wir dann im Sommer 2005.
Wir hatten dann später noch eine Aufstiegsfeier, die es in sich hatte. Plötzlich war alles wieder gut.
Jedenfalls ging es mir gesundheitlich immer noch bestens. Hoffentlich blieb das noch lange so.
Ich spielte dann doch noch eine weitere Saison für Tornado. Doch da ein Teil unseres Trainerduos sich für eine neue Herausforderung in einem anderen Verein entschieden hatte, wurde es eine durchwachsende Saison, mit einer prägenden Abschlussfahrt.
Hier kamen so viel Streit und ebenso viele Missverständnisse zustande, dass ich beschloss, den Verein endgültig zu verlassen. Ich war total enttäuscht und auch ganz sicher, dass das die schlimmste Abschlussfahrt meines Lebens war. Das hatte nichts mehr mit Sport und Zusammenhalt zu tun! Da wurden Emotionen geweckt, Dinge aufgeputscht, Beleidigungen ausgesprochen und Lügen verbreitet, die noch unerwartete Nachspiele haben sollten. Nee, so etwas brauchte ich wohl am wenigsten. Gerade jetzt, wo es mir mal richtig gut ging.
Da sich der Großteil der noch bestehenden Mannschaft genauso entschied, fiel der Verein auseinander.
Schade, dass einzelne Leute soviel kaputt machen können, aber leider kann man jetzt nichts mehr daran ändern. Sportlich hatten wir schon eine gute Truppe in Tornado, aber menschlich war das nicht immer so. Nun musste ich mir überlegen, was ich tun wollte. Noch mal eine neue Herausforderung, oder endlich...endlich das Ende einläuten?!

*...vom Pech verfolgt*

Seit einigen Wochen hatte ich Probleme mit der rechten Hand. Die Schmerzen zwischen Daumen und Zeigefinger wurden immer schlimmer, bei jeder Überanstrengung wurde alles dick. Also wurde der Arm durch eine Gipsschiene ruhig gestellt.
Ich ging nach einer Woche mit der Schiene arbeiten. Später stellte sich dann heraus, dass das viel zu früh war.
Denn im Mai des gleichen Jahres, fing alles wieder von vorne an, allerdings sehr viel schlimmer. Plötzlich fielen mir Dinge aus der Hand. Ich konnte Sie einfach nicht festhalten. Die einzelnen Finger waren total unbeweglich. Nun kam ich an einer OP nicht mehr vorbei.
Es verlief alles gut! Hand und Unterarm waren dick eingegipst, die Schmerzen waren erträglich.
Nach ein paar Wochen war alles wieder OK.

Immer wenn ich davon rede, dass es mir gut geht, passiert irgendwas Unerwartetes. Warum eigentlich? Verlange ich zu viel? Wenn der Crohn mal Ruhe gibt, passiert irgendwas anderes. Ich will doch einfach nur ein bisschen Ruhe. Ist das zu viel des Guten?
Eigentlich soll man sich ja nicht beschweren. Es gibt ja schließlich immer Menschen, denen es schlechter geht. Also nehme ich mein Schicksal auch weiter in die Hand und schaue was passiert.

Mike lebt nun schon fast 2 Jahre bei seinem Vater. Natürlich gibt es auch dort Schwierigkeiten. Doch das hat wohl zum größten Teil damit zu tun, dass er sich gerade mitten in der

Pubertät befindet. Er selbst wiederholt in Gesprächen immer wieder seine Zufriedenheit mit der Entscheidung und das gute Verhältnis zu seinem Vater.
Auch mit uns klappt es wirklich gut. Wir können uns gut unterhalten, haben viele gemeinsame Interessen und genießen die gemeinsamen Zeiten.
Mittlerweile hat er sogar einen Berufswunsch geäußert. Das macht mir Hoffnung für seinen Abschluss, denn besonders gut ist er in der Schule immer noch nicht. Vielleicht passiert da jetzt mal was in seinem Kopf!
Das ist und bleibt allerdings auch weiterhin ein brisantes Thema in der Familie. Hierbei stellt er immer wieder auf stur und lässt keinen an sich ran.

### *Weltmeisterschaft in Deutschland / Urlaub in Portugal*

Im Sommer 2006 flogen Tanni und ich mit guten Bekannten nach Portugal in den Urlaub.
Währenddessen fand in Deutschland die Fußballweltmeisterschaft statt.
Das wurden unvergessene Momente in unserem Leben. Der Urlaub war entspannend und gleichzeitig aufregend, da wir die WM aus der Sicht der Portugiesen, Holländer und Engländer mitbekamen.
Nach jedem Sieg der Einheimischen wurde auf den Straßen getanzt, gesungen und gelacht. Gleichzeitig freuten wir uns über die Erfolge unserer Nationalmannschaft.

Tagsüber waren wir oft am Strand und abends schauten wir Fußball oder saßen im Straßen-Café und genossen die südländische Atmosphäre.
Wir hatten viel Spaß und verstanden uns gut. Pit, der einzige Mann unter uns, hatte es nicht immer leicht mit drei Weibern, doch ich glaube, er kam ganz gut damit klar!
Schnell hatten wir ein kleines Pub entdeckt, wo man gemütlich sitzen konnte und das Bier gut und günstig war. Hier saßen wir manchmal stundenlang und hatten eine Menge Spaß.
Das Hotel war auch Ok. Es war sauber und das Essen war reichlich und lecker. Hier gehen die Meinungen sowieso immer auseinander und man kann es nicht jedem Recht machen. Mein Darm hat nur einmal verrückt gespielt. Das ist echt wenig, deshalb war ich auch zufrieden. Meistens habe ich große Probleme mit dem Essen im Süden. Hier ging aber alles gut. Das Einzige was wirklich genervt hatte, war eine Baustelle vor dem Hotel. Gott sei Dank betraf das nur die ersten Tage. Da wir aber ständig unterwegs waren, war es zu verkraften.
Wie immer geht jeder Urlaub mal zu Ende, und wir mussten nach Hause zurück.
Der Alltag hatte uns schnell wieder eingeholt und alles begann von vorn.

*...hart bleiben*

Schon oft wollte ich mir das Rauchen abgewöhnen. Doch alle Vorsätze waren immer schnell wieder vergessen. Diesmal war es anders!
Schon seit längerem merkte ich, dass die Luft immer dünner wurde. Kein Wunder nach 21 Jahren Qualmerei. Es musste etwas passieren. Da mir klar war, dass das Aufhören eine Kopfsache ist und all der andere Kram zur Raucherentwöhnung nichts taucht, musste ich endlich mal hart bleiben. Direkt nach dem Urlaub sollte Schluss damit sein, so hatte ich es mir vorgenommen. Damit das auch klappte, musste ich mir ein Etappenziel setzen. Wochen zuvor hatte ich schöne Schuhe gesehen, die ich unbedingt haben wollte. Doch die kosteten 128 Euro. Also legte ich für jeden rauchfreien Tag 4 Euro weg. Wenn ich es schaffen sollte, die ersten 32 Tage zu überstehen, dann war ich meinem eigentlichen Ziel näher gekommen und durfte mich dafür noch belohnen. Das hörte sich gut an und machte Mut. Es wurde kein Spaziergang und ich musste gerade in dieser Zeit ständig und bei jeder Gelegenheit an Kippen denken. Sobald jemand in meiner Nähe rauchte, dachte ich, das musst du jetzt auch, sonst drehst du durch. Doch meinen Wunsch vor Augen und die Angst mich lächerlich zu machen ließen mich durchhalten.
Nach 32 Tagen erfüllte ich mir meinen Wunsch und war super stolz auf mich. Es gab auch jetzt noch Momente, in denen es verdammt schwer war, nein zu sagen, doch meine Gedanken kreisten nun nicht mehr ausschließlich um dieses eine Thema.
Mir war aufgefallen, dass es mir trotz der Entzugszeit nicht schlechter mit meinem Darm ging. Im Gegenteil, ich musste

viel weniger zur Toilette und hatte trotzdem nicht mehr Bauchschmerzen. Noch ein positiver Aspekt, der mich hoffen lässt. Auch auf der Arbeit wurde es Tag für Tag leichter, nicht zu rauchen. Kurz nachdem ich aufgehört hatte, wurde auf der Arbeit das Abstempeln eingeführt. Einige Leute hatten das mit dem Rauchen wohl etwas übertrieben, so dass sich unser Chef für diese Variante entschieden hatte. Na, da bin ich ja noch rechtzeitig abgesprungen. Für jede Zigarette fehlen einem locker 5 Minuten der Arbeitszeit, die sich negativ auf das Stundenkonto auswirkt.

### *Ein nicht geplanter Kurzurlaub*

Im September 2006 machten wir kurzfristig mit Annika und einer Freundin von ihr einen Trip zur Nordsee. Das ergab sich, nachdem Tannis Cousine uns von dem Kauf einer Ferienwohnung dort erzählt hatte.
Also mieteten wir ihre Wohnung für 5 Tage. Es war sehr schön dort und wir schauten uns ziemlich viel an. Mit der Fähre fuhren wir rüber nach Norderney und besuchten eine Bekannte, die dort Saisonarbeit leistete.
Wir schauten uns auch alle Orte bis hin nach Jever an. Die ganzen Siele sind ja jeder auf seine Weise schön. Außerdem entdeckten wir in einem Hinterhof ein total gemütliches Cafe. Dort gab es viele Leckereien und eine total urige Einrichtung. Dem angeschlossen war da noch ein Souvenirlädchen, wo man wirklich fast alles fand. Wenn das Wetter es zuließ, fuhren wir Inliner. Das war richtig cool, da die Wege dort sehr weitläufig und eben sind. Alles lief super und bis auf ein paar kleinere

Attacken ging es mir echt gut. Schade, dass die Zeit mal wieder zu schnell rum ging, so dass wir zurück fahren mussten. Wir haben uns dort das Tee trinken angewöhnt. Deshalb nahmen wir noch einige Sorten mit nach Hause und trinken nun fast täglich davon.

### *...zu laut geschrien*

Knappe 2 Wochen nach unserem Urlaub, war schon wieder Schluss mit lustig!
Da der Verdacht auf einen Darmverschluss im Raum stand, wurde ich ans Krankenhaus in Schwerte überwiesen. Dort wurde eine Darmspiegelung, eine Enddarmspiegelung, eine Spiegelung mit Kontrastmitteln, ein EKG und eine Blutabnahme vorgenommen. Hierbei wurden zwei hochgradige Verengungen festgestellt, so dass eine OP eigentlich unter den Ärzten schon beschlossene Sache war. Doch dann entschieden sie sich für einen Versuch, der eventuell genau dies überflüssig machen würde. Es sollte durch eine Bougierung versucht werden, die Stellen aufzuweiten. Das wiederum bedeutet, dass der Darm durch eine Art Ballon ganz vorsichtig gedehnt wird, was natürlich weitere Risiken birgt, da bei Überbeanspruchung der Darm platzen könnte. Also eine knifflige Sache, aber besser als eine OP. Ich wusste zu diesem Zeitpunkt aber noch nicht, dass es kein Krankenhaus in meiner Nähe gab, das über solch ein Gerät verfügt und ich deshalb in die Klinik Münster sollte. So kam es dann, dass mir in einem Gespräch wie immer die Vor- und Nachteile erklärt wurden, die mit solchen Eingriffen verbunden sind.

Am Freitag, den 23.10.06 hatte ich den Aufnahmetermin in Münster. Ich war fassungslos, wie riesig der Komplex sich plötzlich vor mir auftürmte. Alles war so unübersichtlich und unpersönlich. Als ich das Gebäude betrat, hatte ich ein unwohles Gefühl im Magen. Das wurde noch schlimmer, als ich auf einem riesigen Gang viele kleine und mittelgroße Kinder mit Handschuhen und Schutzkleidung sah. Erst später wusste ich, dass ich auf der Kinderkrebsstation gewesen bin. Das tat mir alles so leid und ich sah meine Krankheit plötzlich von einer ganz anderen Seite. Sie sahen so hilflos und traurig aus. Die Tränen liefen meine Wangen herunter. Ich hatte schon bei vielen Erwachsenen den oft tödlichen Verlauf selbst miterleben müssen. Doch der Anblick dieser kleinen Dötze brachte mich total durcheinander. Ich wünschte mir, ich könnte Sie alle heilen und mit Ihnen dann eine große Party feiern. Ich drückte für alle die Daumen und suchte mir dann den Weg in die Innere Abteilung. Die lag in einem der Türme. Weit oben über den Dächern von Münster. Komischer Anblick, so eine runde Abteilung, aber irgendwie witzig.
Das sollte auch das einzig witzige hier bleiben, wie ich später herausfand.
Nachdem ich mit viel Geduld alle Formalitäten hinter mich bringen konnte, hatte ich dann Stunden später ein Arztgespräch. Hier wurde bestätigt, was gemacht werden sollte. Während ich später versuchte, mich mit meiner Situation auseinander zu setzen, betrat ein anderer Arzt das Zimmer. Dieser teilte mir mit, dass zu wenig Informationen über den Bereich um die verengten Stellen herum vorhanden waren und er deshalb zunächst weitere Untersuchungen machen müsste. Das Risiko, wäre so noch bedeutend größer, da man nicht wüsste,

was einen dort erwartet. Sicherlich hatte er Recht, mit dem was er sagte, doch auf die Übermittlung kam es an. Er sprach mit mir, als wäre ich eine Nummer, die er in seiner Liste abhaken musste. Ich war irritiert und kurz sprachlos. Er sprach einfach weiter, als ob es ihm egal war, ob ich zuhöre und verstehe. Doch so langsam kam ich wieder zu mir und sagte ihm, dass er in einem anderen Ton mit mir reden sollte, oder ob das hier so üblich wäre. Als er auch weiterhin seine Tonart nicht änderte und ich ihn nicht wirklich interessierte, habe ich ihn aus dem Zimmer geworfen und gebeten, nie wieder zu kommen. Das musste ich mir nicht gefallen lassen.
Kurze Zeit später kam er wieder rein, fragte erneut, ob ich jetzt weiß, was ich will. Ich schmeiß ihn erneut raus und ging zur Beruhigung erst einmal kurz spazieren. Danach rief ich meinen Gastro in seiner Praxis an und informierte ihn über das Gewesene. Auf seinen Rat hin verlangte ich, einen anderen Arzt zu sprechen.
Nach einiger Zeit kam dann ein junger Assistenzarzt, der mir in einem ruhigen und vernünftigen Ton die weiter vorgesehenen Untersuchungen erklärte. Ich könnte an einer Studie teilnehmen, dann würden besonders aufwendige und sehr teure Zusatzuntersuchungen, die die Krankenkasse sonst nicht zahlen würde, durchgeführt. Dafür müsste ich ein paar Monate wegen der Auswertung immer mal wieder zu Gesprächen bereit sein. Das hieß doch nun, dass ich ein Versuchskaninchen wäre, oder? Er gab mir Zeit drüber nachzudenken und wollte später noch mal wieder kommen. Nachdem ich festgestellt hatte, dass mir eigentlich nichts anderes übrig blieb, als mitzumachen, sagte ich zu. Danach kamen viele verschiedene Leute, die mit der Studie zu tun hatten und mich informierten.

Die waren wirklich mal nett. Nun weiß ich, dass es sich um drei Untersuchungen handelt, die am 6., 7. und 8. November 2006 durchgeführt werden sollten. Da wir aber erst den 25. Oktober hatten, musste ich noch mal für ein paar Tage nach Hause. Ich genoss diese Zeit bei meinen Lieben, bevor es in den Turm zurück ging.

Für die erste Untersuchung musste ein Schlauch durch die Nase gelegt werden, dass war mehr als ekelig und unangenehm. Mir schossen bei dieser Prozedur die Tränen in die Augen, aber ich schaffte es. Der Arzt war nett und versuchte, es mir so leicht wie möglich zu machen. Als ich später wieder auf der Station war, teilte man mir mit, dass auch die nächste Untersuchung mit Schlauch in der Nase stattfinden würde. Da aber jemand so schlau war, mir genau diesen nach der Untersuchung wieder zu entfernen, müsste er nun erneut gelegt werden. Ich war stinksauer und wollte schon alles abblasen. Doch ich zog es ein zweites Mal durch und war irgendwie ein bisschen stolz auf mich.

So hatte ich dann am dritten Tag alle widerlichen und sehr unangenehmen Untersuchungen hinter mich gebracht. Mit dem ersten Arzt sprach ich kein Wort mehr. Ließ mir dann lieber alles von dem jungen Assistenzarzt erklären und berichten. Die Schwestern durften hier fast nichts. Es wurde eigentlich so gut wie alles von den noch studierenden, „Möchtegern-Ärzten" gemacht. Die waren teilweise schon jetzt so erhaben, dass es mich nicht wundert, wenn dann zum Teil solche arroganten Ärzte, wie ich Sie kennenlernen musste, dabei heraus kommen.

Ich war nun vorbereitet für die Bougierung der verengten Darmstellen. Diese verlief dann auch ohne weitere Probleme.

So wurde ich dann einen Tag nach meinem Geburtstag entlassen. Zuvor hatte ich mit Tanni noch ein paar schöne Stunden in Münster verbracht, die mich ein wenig für den ganzen Stress entschädigen sollten. Besonders gefreut habe ich mich über den kurzfristigen Besuch von Annika. Sie ist zum Geburtstag extra nach Münster gekommen.
War froh, dass ich nun alles hinter mir hatte. Da ich erst im Juni aufgehört hatte zu rauchen, war die Versuchung groß, ausgerechnet hier wieder anzufangen. Doch ich war hartnäckig genug, es nicht zu tun.

2007 wurde bei mir ein Tennisarm festgestellt. Nachdem die Schmerzen immer schlimmer wurden und ich Probleme beim Heben bekam, ließ ich mir einen Termin beim Orthopäden geben. Dieser übernahm die OP kurze Zeit später in seiner Praxis. Alles verlief gut, trotzdem verging noch viel Zeit, ehe die Schmerzen nachließen und später dann ganz verschwanden. Zwischenzeitlich hatte ich schon den Verdacht, mir die OP hätte sparen zu können. Doch je mehr Zeit verging, umso besser wurde es.

## *Warum immer ich?*

Ich genoss die schmerzfreie Zeit, die leider mal wieder nicht lange anhielt.
Nun tat die rechte Hüfte immer öfter weh. Zu Anfang machte ich mir nicht viele Gedanken darum und hoffte, dass der Schmerz von alleine wieder verschwinden würde. Da das aber nicht der Fall war, musste ich erneut zum Orthopäden. Der

teilte mir nach einigen Untersuchungen mit, dass ich an eine von Geburt an vorhandene Fehlstellung der Hüfte leiden würde. Ich ließ mir das alles etwas genauer erklären, da ich nicht verstand, warum die Schmerzen dann nicht schon früher aufgetreten sind! Durch den Muskelaufbau beim Sport, den ich ja bis vor kurzem noch regelmäßig ausgeübt hatte, fiel die Fehlstellung nicht besonders ins Gewicht.
Eine OP wäre unumgänglich, da ich nach einiger Zeit vor Schmerzen heulen würde. Dies alles wurde mir am 18.05.2007 mitgeteilt. Zunächst wurde Voltaren dispers aufgeschrieben, um meine Schmerzen zu lindern. Des Weiteren wurden mir ein paar Kliniken vorgeschlagen, die sich auf die 3-fache Beckenosteotomie spezialisiert hatten. Nun sollte ich mich dort vorstellen und einen Termin für die OP vereinbaren. All das tat ich dann auch und war einige Zeit später im Gespräch mit einem Arzt einer Dortmunder Klinik. Diese wurde im Internet immer wieder als absolute Fachklinik auf diesem Gebiet angepriesen, so dass ich glaubte, das Richtige zu tun. Ich bekam einen Termin für den 23.01.2009. Ja, ihr habt richtig gelesen. Eineinhalb Jahre Wartezeit lag nun vor mir. Ich war kein Einzelfall! Habe in einem Forum im Internet recherchiert und herausgefunden, dass Patienten bis zu zweieinhalb Jahre warten mussten, ehe Sie von Ihren Schmerzen befreit wurden. Es gab aber kaum Alternativen. Von anderen Kliniken hatte ich leider nichts Gutes gelesen und gehört, oder Sie waren zu weit weg. Ich fand mich also damit ab und hoffte, die Zeit so schmerzfrei wie möglich rumzubekommen.

Von dem Voltaren dispers, das mir der Orthopäde aufgeschrieben hatte, verschwanden die Schmerzen schnell, doch leider bekam ich auch heftige Krämpfe im Bauch, ständiges Erbrechen und Unwohlsein.

Erst Wochen später wurde dann die Unverträglichkeit vom Wirkstoff „ Diclofenac" bei mir festgestellt und die Medikation umgestellt auf Metamizol. Bis dahin hatte ich bereits ein paar Kilos verloren, die es nun galt wieder zuzunehmen.

Im November 2007 bekam ich nachts wieder mal starke Krämpfe, die so schlimm waren, dass ich ins Krankenhaus musste. Nach einer Nacht am Tropf waren die Schmerzen wieder weg und ich konnte wieder nach Hause. Ist nicht klar herausgekommen, woran es gelegen hat. Nehme es so hin und hoffe endlich auf Ruhe.

Ab April 2008 mussten die Medikamente erhöht werden, da die Dosis, wie der Arzt schon vorausgesagt hatte, nicht bis zur „3-fachen" reichen würde.
Nun musste ich zum Metamizol auch noch Tramadol einnehmen. Dies gehört zu den Opioiden. Es ist ein starkes Schmerzmittel und man darf auf keinen Fall überdosieren.

## *Mein Heiratsantrag*

Im Mai dieses Jahres flog Tanni mit der Fußball-Damenmannschaft des SV Oesbern nach Malle. Ich habe sie so sehr vermisst, dass ich sogar noch mal über das Thema Hochzeit nachgedacht habe. Nach meiner Scheidung habe ich immer gesagt, dass ich nie wieder heiraten würde, da man ja auch ohne Trauschein glücklich sein kann. Tanni hatte mir immer zu verstehen gegeben, dass Sie einer Hochzeit positiv gegenüber steht, weil das unser Glück perfekt machen würde. Ich habe ständig abgelehnt, so dass ihrerseits der Wunsch nicht mehr offen diskutiert wurde.

Nun war ich es, die sich Gedanken um dieses Thema machte. Wie sich doch alles änderte! Als ich mir ganz sicher war, überlegte ich, wie ich ihr einen Antrag machen sollte. Schließlich war das ja auch neu für mich und außerdem hatte ich Angst, mich lächerlich zu machen.

Ich bastelte ein Riesen-Plakat, auf das ich meine Frage kreierte. Dieses stellte ich mitten im großen Wohnzimmer auf und bestreute den Boden bis hin zur Eingangstür mit selbstgebastelten Herzen und Pfeilen, die den Weg zu meiner Botschaft zeigten. Natürlich wusste ich nicht, ob sie das kindisch oder romantisch finden würde. Doch dieses Risiko musste ich für meine Traumfrau eingehen.

Als sie nach Hause kam, bat ich sie, die Augen zu schließen, damit ich sie überraschen konnte.

Beim Öffnen stand ihr Mund weit auf und sie wurde knallrot im Gesicht. Als ich anfing mich zu fragen, was ich alles falsch gemacht hatte, sagte sie mit Tränen in den Augen das Wort, auf das ich gewartet hatte.
Nun lagen wir uns in den Armen und genossen den Augenblick.

Die nächsten Wochen verliefen ohne besondere Vorkommnisse. Im Sommer 2008 flogen wir für 14 Tage zum Gardasee. Es war wunderschön und wir erholten uns trotz überwiegend schlechten Wetters sehr gut. Meine Hüftschmerzen waren mittlerweile trotz hoher Dosis Tramadol kaum auszuhalten. Leider musste ich da noch ein paar Monate durch, so dass ich mich immer wieder versuchte, irgendwie abzulenken.

Auch der Rest des Jahres blieb bis auf die Schmerzen angenehm.
Ich arbeitete trotz allem mit vollem Einsatz, so wie man es von mir gewohnt war. Zum 01.01.09 wurde ich krankgeschrieben, damit die Medikamente bis zur OP schrittweise abgebaut werden konnten. Einerseits war ich froh, dass nun bald der Zeitpunkt gekommen war, wo ich endlich meine Schmerzen loswerden sollte, aber andererseits hatte ich auch Angst vor dieser großen OP, bei der an drei Stellen geschnippelt und gesägt werden wird.

## *...dann kam die 3-fache*

Am 23.01.2009 war es dann soweit. Ich hatte die Zeit des Wartens und der Schmerzen überstanden. Jedenfalls glaubte ich das zu diesem Zeitpunkt noch und war deshalb voller Euphorie. Die OP verlief ohne erkennbare Schwierigkeiten, so dass ich nach 11 Tagen entlassen wurde. Vorher wurde mir beigebracht, wie ich mich zu Hause zu verhalten hatte. Da ich die ersten 6 Wochen nicht sitzen durfte, lernte ich, wie man direkt vom Liegen zum Stehen kommt. Hört sich komplizierter an als es war. So wurde ich am Entlassungstag liegend nach Hause transportiert. In unserem Wohnzimmer wartete schon das spezielle Krankenbett, in welchem ich in den nächsten Wochen viel Zeit verbringen würde.
Ich hatte immer neue Ideen, wie ich mir Essen, Trinken und andere für mich wichtige Dinge trotz Krücken heranholen konnte. Not macht halt erfinderisch! So vergingen die Wochen recht zügig und ich stand kurz vor meinem ersten Röntgentermin, der beim einheimischen Orthopäden stattfinden sollte. Einen Tag davor stellte ich fest, dass sich an einer der drei operierten Stellen ein roter Streifen entlang der Wunde zog. Ich fragte Tanni und unsere Nachbarin, was sie davon hielten. Beide waren der Meinung, dass es besser wäre abzuwarten, statt Angst aufkommen zu lassen. Zunächst beruhigte mich das ein bisschen, aber als abends die Wunde dann auch noch dick wurde, machte ich mir Sorgen. So schlief ich kaum und zum ersten Mal seit langem meldete sich mein Darm. Das Unwohlsein und die Angst vor dem was kam, gingen nicht spurlos an ihm vorbei. Am Morgen der Untersuchung hatte ich immer

noch Bauchweh und Krämpfe. Ich versuchte mich zu beruhigen und mir einzureden, dass da sicher nichts Schlimmes war. Mittlerweile war der Streifen knallrot und die Stelle hügelhoch. So wurde ich dann mit einem Krankentransport liegend zum Röntgen gebracht. Als der Arzt die Wunde der Hüftseite sah, verdrehte er die Augen und wurde hektisch. Bis ich begriff, was eigentlich los war, hatte er schon in der Dortmunder Klinik angerufen und die Lage erklärt. So kam es dann, dass ich binnen kürzester Zeit als Notfall mit dem gleichen Transportdienst wie zuvor auf dem Weg nach Dortmund war. Ich hatte gerade noch Zeit Tanni zu informieren, die sich nun von zu Hause aus auf den Weg machte, um mir beizustehen.

### *Die 2. OP*

Im Krankenhaus ging dann alles sehr schnell. Nachdem sich mehrere Ärzte die Wunde angesehen und beraten hatten, wurde ich kurze Zeit später für die OP vorbereitet. Mir wurde erklärt, dass Sie keine andere Wahl hatten als zu öffnen, um sich ein genaueres Bild zu machen. Vermutet wurde ein Eiterherd, der entfernt werden musste. So lag ich kurze Zeit später im Engelhemdchen vor dem Operateur.
Als ich wieder aufwachte und in der Lage war zuzuhören, kam die Wahrheit ans Licht. Es hatte sich ein Keim breit gemacht, der bereits den Knochen und die Schrauben, die nach der Ersten OP zur Unterstützung eingesetzt wurden, angegriffen hatte. Nun befanden sich Antibiotika Ketten, die bis zu 14 Tage dort bleiben sollten, um den Keim zu bekämpfen, in meiner Hüfte.

Ich verstand die Welt nicht mehr und stellte 100te von Fragen. Für mich stand fest, dass unsauber gearbeitet worden war, da ich keinen anderen Grund fand, wie der Keim sonst in die Tiefe hätte kommen können. Als ich nur den Versuch machte, meinen Verdacht auszusprechen, wurde mir mit Nachdruck erklärt, dass ich über alle Risiken einer so großen OP aufgeklärt wurde und mich durch meine Unterschrift zur Durchführung der OP einverstanden erklärt hatte. Ich müsste mich damit abfinden, dass man auch mal einer von 100.000 seien könnte, bei dem nicht alles glatt läuft.

So musste ich mich erst mal mit der Situation abfinden, um wieder zur Ruhe zu kommen. Ich kam auf ein Einzelzimmer, da ich als septisch, also nicht keimfrei, galt. Besucher konnte ich nicht anstecken, aber eventuell Patienten mit offenen Wunden und einem schwachen Immunsystem. Es war also eine Vorsichtsmaßnahme.
Nach 10 Tagen wurden in einer weiteren OP die Ketten wieder entfernt und ich bekam das Antibiotikum 3x täglich per Tropf. Ein paar Tage später, als die Wunde gut aussah, wurde ich nach Hause entlassen. Jetzt wird alles gut, dachte ich und freute mich auf zu Hause.
Da hatte ich mich aber schon wieder geirrt. Als ich zum Fädenziehen bei meinem Hausarzt war, trat aus einer verkrusteten Stelle Eiter aus. Das wollte dort keiner verantworten, deshalb schickte man mich sofort wieder nach Dortmund.

*Der Horror ging weiter*

Am .25.03. wurde erneut geöffnet und Antibiotika-Ketten eingelegt. Wieder lag ich im gleichen Zimmer und wieder wusste ich nicht, wie es weiter gehen sollte. Die Krankenschwestern und Pfleger waren supernett und versuchten es mir so angenehm wie möglich zu machen.

Bis zu diesem Zeitpunkt hatte ich noch nicht einmal Belastung auf der Seite und kämpfte mich weiterhin mit Krücken durch die Gegend. Ich hörte immer wieder das Wort „Geduld“. Ja, wenn das so einfach wäre. Die liegen ja alle nicht hier und fühlen sich allein und hilflos.
Ich versuchte mich zusammenzunehmen und sagte mir, dass es schlimmeres gäbe. Am 02.04. wurden in einer weiteren OP die Ketten wieder entfernt. Leider wurden auch wieder neue eingelegt. Damit hatte ich dieses Mal nicht gerechnet. Nun musste ich zusehen, wie nach und nach alle Menschen, die ich dort kennengelernt hatte, entlassen wurden. Nur ich war immer noch hier und sollte geduldig sein. Zwischenzeitlich hatte man mir erklärt, dass es nicht so einfach wäre, Keime genau zu bestimmen, um dann das Antibiotikum zielgenau einzusetzen. In meinem Fall schaffte es ein Keim wohl immer wieder, sich zu vermehren und so ging die Prozedur der Bekämpfung immer wieder von vorne los. Die 6. OP, bei der die Ketten wieder mal entfernt werden sollten, wurde kurzfristig verschoben, da die Ärzte der Meinung waren, dass man diesmal die Zeit verlängern sollte, um eine größere Chance auf Keimfreiheit zu bekommen.

Am 14.04. war es dann wieder so weit. Bis dahin hatte ich versucht, die Zeit mit lesen, spielen und fernsehgucken zu überwinden. Ohne die Hilfe von Tanni und einigen anderen Freunden und Verwandten wäre ich schon längst vor Langeweile gestorben.
Die Ketten wurden entfernt und das Antibiotikum per Tropf weitergegeben.
Mittlerweile waren meine Arme schon so zerstochen von den Venenverweilkanülen, dass die Ärzte Probleme mit Neulegungen hatten, die aber immer öfter mangels Durchlässigkeit notwendig waren.
Wenn die nächste Blutuntersuchung gute Werte ergab und die Narbe bis dahin unauffällig war, durfte ich nach Hause. So kam es dann auch und ich wurde am 20.4. entlassen. Am 27.04. wieder Fäden ziehen und Blutabnahme beim Hausarzt. Diesmal sah alles gut aus.
Kurze Zeit später auch beim Orthopäden alles in Ordnung. Ich fasste neuen Mut und hoffte, jetzt endlich alles hinter mir lassen zu können, um neu anzufangen. Schließlich war ich ja noch immer auf Krücken unterwegs und konnte bis zu diesem Zeitpunkt noch so gut wie gar nichts allein. Es wurde also Zeit, sich auf die eigentliche Heilung zu konzentrieren und die Beweglichkeit der Hüfte und des ganzen Körpers wieder herzustellen. „Die dreifache“ war ja nun schon 3 Monate her und eigentlich wäre ich ohne all die Zwischenfälle schon sehr viel weiter gewesen.
Doch wieder kam alles anders!

## *Der Albtraum geht weiter*

Am Abend, nachdem ich telefonisch die guten Blutergebnisse erhalten hatte, schaute ich noch mal auf die Narbe. Ich traute meinen Augen nicht, bei dem was ich da sah. Wieder kam unter einer Kruste Eiter zum Vorschein. Das konnte doch nicht wahr sein. Was hatte ich der Welt denn getan, dass ich das ertragen musste.
Ich ließ meinen Tränen freien Lauf, denn ich konnte mich nicht mehr beherrschen.
Am nächsten Tag fuhr unsere Nachbarin mich zum Arzt, der mich gleich wieder nach Dortmund schickte.
Dort kannte man mich bereits mit Namen, so dass ich mich nicht mal mehr vorstellen musste. Wenn die Sache nicht so ernst gewesen wäre, hätte man spätestens jetzt darüber gelacht. Im Behandlungszimmer sah sich ein junger Arzt die Wunde an und holte dann die mir schon bekannte Stationsärztin, die mich hier schon die ganzen Monate betreut hatte, dazu. Die beiden waren sich einig, dass dieses Mal alles nur oberflächlich war und deshalb kein Grund zu erneuter Panik bestand. Es wurde vorsichtshalber ein Abstrich genommen, der eingeschickt werden sollte. Nachdem das alles passiert war, durfte ich wieder nach Hause.
Ich habe eineinhalb Wochen gebraucht, um wieder eine leichte Kruste auf die Stelle zu bekommen. Doch trotzdem lief weiterhin Wundwasser aus. Am 22.05. beim erneuten Röntgen in Dortmund, wurden die Ärzte, die mich Wochen vorher mit der Harmlosigkeit der Wunde trösteten, plötzlich wieder panisch und stellten klar, dass ich um eine weitere OP nicht herumkommen würde.

Ich muss so bleich geworden sein, dass man mir Wasser reichte. Es war wie ein Traum, der nicht enden wollte. Ich fühlte mich leer und unterlegen. Da ich kein Wort mehr raus bekam, sprachen die Ärzte jetzt mit Tanni und erklärten ihr, wie es weitergehen sollte.
Sie nahm mich in ihren Arm und versuchte stärker zu sein als ich. Das gelang aber nicht, so dass unsere Tränen sich bei unserer Umarmung miteinander vermischten. Das war der einzige und doch so wichtige Halt, den ich in diesem Moment noch hatte. Ohne sie hätte ich spätestens hier aufgegeben.

Nach nur 5 Wochen zu Hause, lag ich nun wieder auf dem OP-Tisch. Am 25.05. ließ ich mich zum 7. Mal öffnen. Ketten wurden eingelegt und ein Abstrich genommen. Die Operateure hatten schon Mitleid und wünschten mir zum x-ten Mal Glück. Auf der Station gehörte ich schon fast zum Inventar. Mit einigen der Angestellten duzte ich mich bereits. Über deren Anwesenheit freute ich mich immer wieder, da sie mir weiterhin Mut zusprachen und alles Erdenkliche taten, um mich zum Lachen zu bringen. Ja, man kann das Lachen wirklich verlernen. Ich hatte es auch nie für möglich gehalten, aber es ist wahr. Ich war an einem Punkt angelangt, wo die Hilflosigkeit keine Grenzen mehr kannte, das Selbstbewusstsein sich ausschaltete und viele Fragen unbeantwortet blieben..
Ich glaube, ohne die Hilfe von einigen mir nahestehenden Menschen und die aufopferungsvolle Arbeit des Krankenhauspersonals hätte ich keine Perspektive mehr gesehen. Die Ärzte wussten selber schon nicht mehr weiter und ermahnten mich immer wieder zur Geduld. Hatte ich bis hierher nicht schon

genug Geduld bewiesen? Anscheinend nicht, denn es ging noch weiter.
Beim Abstrich wurde ein Keim gefunden, der jetzt angeblich der Übeltäter der ganzen Geschichte sein sollte. Ich verstand gar nichts mehr. Nun wurde das Antibiotikum genau auf diesen Keim abgestimmt, um ihn zu bekämpfen. Was haben die denn dann die letzten Monate gemacht? Wahrscheinlich hat sich der Keim über die bis dahin getätigten Maßnahmen totgelacht.
Die neusten Überlegungen gingen nun dahin, dass in einer weiteren OP die Schrauben gewechselt und sicherheitshalber eine Darmspiegelung durchgeführt werden soll. Mit der Spiegelung sollen Fisteln als Ursache der nicht aufhörenden Sepsis ausgeschlossen werden.
Na super! Komme mir langsam vor wie ein Versuchskaninchen .
Also wurde am 03.06.09 die Vorbereitung für die Spiegelung begonnen. Am nächsten Tag kam ich natürlich, wie bei jeder Untersuchung und jeder OP, als letztes dran. Es war schon 15 Uhr, bis es endlich so weit war. Später erklärte der Gastroenterologe, dass die Spiegelung abgebrochen wurde, weil man auf eine Engstelle getroffen war, die ohne mein Einverständnis nicht bougiert, also gedehnt werden durfte. Leider hatte der aufklärende Arzt zuvor versäumt, mich auf diesen Fall vorzubereiten, so dass ich das komplette Programm 5 Tage später erneut über mich ergehen lassen musste.
Ich war stinksauer und entwickelte langsam Hassgefühle gegen Ärzte. Die wollten meiner Meinung nach den Morbus Crohn als Auslöser für das von ihnen gemachte Problem verwenden. Sicher würden sie es gerne sehen, wenn Fisteln ge-

funden werden würden, damit von dem Keim, der wie ich glaube, durch Verunreinigung in das Innere meines Körpers gekommen war, abgelenkt werden kann.

Nachdem ich es ein zweites Mal geschafft hatte und im Dickdarm nichts gefunden wurde, freute ich mich über diesen kleinen Erfolg. Leider war auch dieses Mal die Freude nur kurz, da am Übergang zum Dünndarm auch eine Engstelle gefunden wurde, die Zeit unter Narkose aber nicht zur Weitung reichte. Da ich nicht zu einer dritten Spiegelung bereit war, wurde ein MRT angeordnet. Ich weiß nicht, wo ich die Kraft noch her nehmen sollte, um weiter zu machen. Es ging einfach nicht mehr. Warum wachte ich nicht endlich aus diesem Alptraum auf?
Es ging also weiter, ob ich wollte oder nicht!
Am 10.06.09 wurde nachmittags das MRT durchgeführt und 2 Tage später erfuhr ich, dass auch dabei nichts gefunden wurde.

### *Die 8. OP*

Die Ärzte hatten sich mittlerweile für eine weitere OP entschieden, bei der die Schrauben im Hüftbereich gewechselt und der gesamte Bereich gesäubert werden sollte. So stand ich am 16.06.09 vor meiner 8. OP. Dieses Mal sollte eine „**Koryphäe“** auf diesem Gebiet die hoffentlich letzte OP durchführen.
Der Oberarzt stellte sich kurz vorher noch bei mir vor und erklärte den Ablauf. Er wollte mir keine Versprechungen und nicht einzuhaltende Hoffnungen machen, glaubte aber, durch

diese OP einiges bewirken zu können. Wie es danach weiter gehen sollte, wusste keiner so genau. Ich musste also wieder mal hoffen und bangen.
Als ich nach der OP wieder auf meinem Zimmer war und langsam zu mir kam, liefen mir die Tränen über das Gesicht. War es Erleichterung, es wieder mal geschafft zu haben, oder war es die Leere, die ich empfand?
Bevor ich darüber nachdenken konnte, kam Tanni herein und drückte mich ganz fest. Ich war froh, dass sie da war und glücklich nicht allein sein zu müssen.
Einige Zeit später kam der Operateur und berichtete über den Verlauf der OP. Diese sollte recht gut verlaufen sein, allerdings musste ich wieder mal Unangenehmes über mich ergehen lassen. Die nächsten 15 Tage durfte ich nicht aufstehen und sollte auf dem Rücken liegen bleiben. Ach du Schei…!
Wie sollte das gehen? Ich war schon am Limit und nun das!!! Ich konnte es nicht begreifen und war sicher, dass ich das nicht schaffen würde.
Ich war jetzt ganz unten und hätte mich am liebsten von dieser Welt verabschiedet. Tanni versuchte wieder mal, mir Mut zu machen. Doch dieses Mal hatte sie es nicht leicht mit mir. Es dauerte sehr lange, bis ich mich erneut von ihr überzeugen ließ, dass ich weiter kämpfen muss, weil meine Familie mich braucht.
Es wurde knüppelhart. Wir hatten uns eine Art Strichliste aus Pappe gebastelt, auf der die Nummern 1-15 aufgelistet waren. Von nun an wollten wir jeden Abend gemeinsam den überstandenen Tag abhaken, bzw. durchstreichen. Zwischen diesen Tagen wurde noch ein CT gemacht, um den Verlauf seit der letzen OP zu begutachten. Naja, ich dachte, da liegt man ein

paar Minuten in der Röhre und dann ist alles vorbei, aber falsch gedacht.
Zunächst waren es tatsächlich nur einmal 10 und einmal 15 Minuten still liegen. Aber danach wurde mir ein Kontrastmittel gespritzt und es ging weiter mit 10, 23 und 25 Minuten in der Röhre. Manche würden jetzt immer noch sagen, ach stellt die sich an! Man darf dabei aber 2 Dinge nicht vergessen:
Erstens hatte ich noch Schmerzen im Wundbereich, die durch die enge Liegefläche noch verstärkt wurden und zweitens wurden bei der letzten OP Nerven am Fußrücken zerstört. Dieses machte sich nun durch Kribbeln und Einschlafen des Fußes bemerkbar. Da ich mich aber nicht bewegen durfte, konnte ich auch nichts dagegen tun, was das Ganze für mich noch erheblich unangenehmer werden ließ. Ich wog zu diesem Zeitpunkt ca. 55 Kilo und passte gerade so auf die Liegefläche! Wie wäre das Befinden dann bei einem gut gebauten Menschen? Die Geräusche der Anlage sorgten bei mir noch zusätzlich zu Tränenausbrüchen und die Uhr an der Wand schien sich gar nicht weiter bewegen zu wollen.
Irgendwann hatte ich es dann endlich geschafft und war froh, als ich wieder auf dem Zimmer war. Dort telefonierte ich erst mal mit Tanni. Sie beruhigte mich wieder einmal und kurz danach schlief ich erschöpft ein.
Wegen des Fußrückens musste ich später noch zum Neurologen, der der Meinung war, dass das wieder besser werden würde. Das CT vom 22.06. ergab, dass nur Aktivität im Bereich der Schrauben vorhanden war, welche vermutlich durch die OP verursacht wurde.
Das hörte sich ja schon mal gut an, doch wirklich beruhigen konnte mich das nicht.

Ich hätte niemals gedacht, dass 15 Tage so lang werden können, doch das Ende war in Sicht. Am letzen Abend haben wir gemeinsam das Kreuz auf unserer Pappe gesetzt und uns wie kleine Kinder darüber gefreut.
Zu gerne würde ich mal wissen, wie es wirklich in Tanni aussah. Ich weiß, dass sie es mir eh nicht sagen würde, um mich nicht zusätzlich zu belasten. Es ist für mich aber nicht selbstverständlich, dass sie täglich an meiner Seite ist. Ich weiß, welches Glück ich mit dieser Frau gefunden habe und werde versuchen, es für immer festzuhalten. Tanni, ich liebe dich und du bist das Beste, was mir je passiert ist!
An dieser Stelle möchte ich auch meiner Familie und meinen Freunden für all die Unterstützung danken, die ich bisher erhalten habe. Nur so konnte ich all das durchhalten und immer wieder neue Hoffnung schöpfen.

Als ich nach 15 Tagen das erste Mal in Begleitung einer Schwester das Bett verlassen durfte, hatten alle mit erheblichen Kreislaufproblemen bei mir gerechnet. Doch sie staunten nicht schlecht, als ich putzmunter auf Krücken, ohne Belastung der Hüfte, durch die Gegend lief. Endlich konnte ich wieder alleine zur Toilette und musste keine Pfanne mehr benutzen. Denn während der Zeit im Bett, hatte sich mein Stuhlgang vervielfacht. Ich glaubte, dass das psychische Ursachen hatte, war aber froh, dass das momentan das einzige Zeichen war, welches der Crohn von sich gab.
Seit am 29.06.09 die Fäden gezogen wurden, kann ich ein ständiges Hinschauen nicht vermeiden. Es ist schon fanatisch und nervt mich selbst. Doch nach all dem bisher Gewesenen, kann ich einfach nicht glauben, dass nun endlich alles gut wer-

den soll. Seit Montag, den 06.07. wurde das Antibiotikum, welches ich mittlerweile seit Monaten in verschiedenen Varianten und Stärken verabreicht bekam, in Tablettenform gereicht, damit ich in der gleichen Woche eventuell nach Hause konnte.
Eigentlich sollte ich happy sein, aber ich blieb skeptisch.
So wurde ich dann ein paar Tage später, am 08.07. entlassen und das gesamte Personal hoffte genauso wie ich, dass wir uns nie wieder sehen würden.
Nun war die OP 3 Wochen her. Nach 6 Wochen, sollte wieder mal ein Röntgenbild in Dortmund erstellt werden.
Bis dahin sollten die Knochen schon recht gut zusammen gewachsen sein, da man während der letzten OP Knochensplitter, die zuvor am Becken entfernt wurden, in den Bereich eingesetzt hatte.
Zu Hause versuchte ich so wenig wie möglich auf die Narbe zu schauen. Das gelang mir aber nur mit mäßigem Erfolg. Wenn ich einen leichten Schmerz, ein Ziehen, oder das Gefühl von laufender Flüssigkeit zu spüren glaubte, verfiel ich in Panik und schaute sofort nach.

### *Die Bestätigung*

Wieder hatte mich mein Gefühl nicht getäuscht und wieder wurde meine Hoffnung erstickt.
Am 16.07.09, nur einen Monat nach dem letzten Eingriff, lief erneut Wundwasser aus meiner Narbe und ich stand wieder in der Ambulanz der Dortmunder Klinik und wurde ungläubig angeguckt. Meinen Namen brauchte ich schon lange nicht

mehr erwähnen und Erklärungen waren mittlerweile auch überflüssig geworden. Jeder hier wusste, wer ich war und warum ich kam.
Ich bekam ein Bett auf einem Zimmer zugewiesen und wartete dort, bis eine ganze Kolonne von Ärzten zu mir kam. Sie hatten zuvor über mich und meine Situation beraten und der Chefarzt teilte mir nun mit, dass es nur noch eine Lösung gab. Die Wunde sollte nun offengehalten werden, damit das Wundwasser austreten konnte und Zeit für eine vorzeitige Schraubenentfernung gewonnen werden würde. Sie waren davon überzeugt, dass die Schrauben die Verursacher immer wiederkehrenden Wundheilstörungen sind. Aber diese benötigte man noch eine Weile für den Heilungsprozess der Knochen Man merkte ihnen ihre Unsicherheit an. Die wusste auch nicht mehr, was sie noch sagen, oder tun sollten! Im Gegensatz zu mir hatten sie einen Ruf zu verlieren, denn auch wenn sie es nie zugeben dürften, ist der Keim ganz sicher aus deren Krankenhaus in meine OP-Wunde gekommen. Schade nur, dass ich nicht die Nerven und das Geld habe, dies zu beweisen.

Die Wunde sollte nun jeden Tag vom Hausarzt gesäubert und mit Tamponagen offengehalten werden.
So fuhr ich nun Tag für Tag mit einem Taxi dahin und ließ mich behandeln. Mittlerweile wusste kein Mensch mehr, wie er sich mir nähern sollte. Ich hatte allen Mut verloren und bis auf einige wenige Menschen, waren mir alle egal geworden. Ich ließ mich komplett hängen und glaubte an nichts mehr.

## *Ein Lichtblick*

Jetzt, wo ich ganz unten war und keinen Ausweg mehr aus dieser verflixten Situation sah, gab es einen kleinen Lichtbick. Mein Hausarzt teilte mir nach ca. 3 Wochen, am 09.08.09 mit, dass er keine Tamponagen mehr in die Wunde stecken könnte, da sich diese bis zur Oberfläche geschlossen hatte. Diese Tatsache ließ mich allerdings noch nicht zu Luftsprüngen verleiten, da die Oberfläche sich bestimmt nicht schließen würde. Zwischenzeitlich musste ich mich immer mal wieder im Krankenhaus zur Überprüfung der Wunde sehen lassen. Hier war man auch weiterhin der Meinung, das sich da über kurz oder lang wieder Wundwasser zeigen würde und die ganze Prozedur einzig und allein der Festigung der Knochen galt. Erst nach endgültiger Entfernung der Schrauben, würde wahrscheinlich eine Besserung der Situation eintreten.
Gut, dass alles anders kam und sie Unrecht hatten.

## *Es geht bergauf*

Ich konnte es nicht fassen. Sollte es doch noch ein Ende dieser Situation geben? Es dauerte nach der Behandlung mit Tamponagen noch weitere 2 Wochen, bis die Oberfläche sich komplett geschlossen hatte. Mein Hausarzt war sich sehr sicher, dass nun alles gut werden würde und keine Wiederholung der Wundheilstörung eintreten würde. Ich blieb weiterhin skeptisch und konnte ein ständiges Schauen auf die Wunde nicht verhindern. Natürlich hatte ich neue Hoffnung geschöpft, doch ich wollte nicht schon wieder enttäuscht werden.

Mittlerweile gab ich mir die Thrombosen-Spritzen, die ich ja immer noch nehmen musste, selbst. War doch gar nicht so schwer, wie ich anfangs dachte. Bin meiner Nachbarin für die Hilfe der letzten Monate aber sehr dankbar. Ohne sie wären einige Dinge in dieser Zeit schwierig, wenn nicht gar unmöglich gewesen.
Heute, am 15.09.09 ist die letzte OP 13 Wochen her.
Die Wunde ist nun schon einige Zeit zu und es hat sich seitdem kein Wundwasser mehr gezeigt. Die Spritzen brauche ich nun auch nicht mehr, da Hautreizungen aufgetreten sind, die keine weitere Einnahme mehr zuließen. Mein Bauch war mittlerweile von über 200 Spritzen gezeichnet. Jede Stelle tat weh und hatte Farbe angenommen. Hier und da hatten sich Verhärtungen gebildet, die als kleine Knoten zu fühlen waren.
Nun durfte ich auch langsam anfangen, die Hüftseite mehr zu belasten. Das war nach so langer Zeit ein komisches Gefühl und sehr anstrengend. Doch jetzt, wo alles gut werden sollte, wurde ich wieder ehrgeizig und trainierte fleißig, so viel wie ich durfte.

*Unsere Hochzeit*

Trotz allem, was in diesem Jahr passiert war, wollte ich die Hochzeit nicht verschieben. Sie war schon seit 2008 geplant und ich wollte, dass es für uns der schönste Tag dieses Jahres werden würde, auch wenn ich mich seit einigen Tagen körperlich schlapp und müde fühlte.
So kam es dann auch. Am 02.10.09 heirateten Tanni und ich auf dem Standesamt in Menden. Wir waren beide sehr aufgeregt und angespannt. Doch der Standesbeamte machte seine Sache hervorragend, so dass wir jeden Augenblick genießen konnten. Auch die anwesenden Freunde und Verwandte taten das ihre dazu.
Die anschließende Feier ging bis in die Nacht. Auch wenn ich mich immer mal wieder zum Ausruhen setzen musste, da ich ja noch Gehhilfen hatte, ließ uns dieser Tag die Geschehnisse der letzen Monate kurzzeitig vergessen.

*Die Folgen der letzen Monate*

Das Unwohlsein und die Appetitlosigkeit breiteten sich weiter aus. Auch Durchfall wie Wasser kam dazu.
Was war denn jetzt wieder los? Ich dachte schon an einen Schub, aber da fehlten mir ein paar Anzeichen, die dabei sonst immer vorhanden waren. Ich nahm die Situation also noch nicht so ernst, als ich es hätte tun sollen. Der Durchfall wurde immer heftiger, so dass ich es immer seltener rechtzeitig zur Toilette schaffte. Nachts war es am schlimmsten, so dass ich tagsüber total schlapp und müde war. Auch jetzt kam ich noch nicht auf die Idee zum Arzt zu gehen, sondern kämpfte weiterhin alleine dagegen an. Am Freitag, den 16.10.09 hatte ich einen weiteren Kontrolltermin in Dortmund. Mir ging es so schlecht und ich hatte schon so viel Flüssigkeit verloren, trotzdem quälte ich mich dort hin. Mit Mühe kam ich zunächst mal bis fast zur Toilette im Krankenhaus. Leider nur fast, denn kurz vorher machte ich mir unaufhaltsam in die Hose und musste mich in der Toilette waschen und komplett umziehen. Danach ging es mir etwas besser und ich konnte den Röntgentermin hinter mich bringen. Dar Arzt war mit den Bildern zufrieden, so dass ich nun langsam ohne Krücken laufen durfte. Nur mit dem Muskelaufbautraining sollte noch etwa 4 Wochen gewartet werden. Einen weiteren Röntgentermin sollte ich mit meinem Orthopäden vereinbaren und das Ergebnis nach Dortmund schicken.
Eigentlich sollte ich mich über die Aussage freuen, doch dazu war ich einfach nicht in der Lage. So fuhren wir erst einmal wieder nach Hause und nachmittags dann zum Hausarzt. Der schrieb mir Perenterol auf und gab mir eine Überweisung ins

Krankenhaus. Ich sollte nicht mehr lange damit warten, da er für Schlimmeres keine Verantwortung übernehmen könnte. Am Wochenende habe ich immer noch gehofft, dass alles besser werden würde, doch da es nicht so war, bin ich am Montag in Menden ins Krankenhaus gegangen. Bis hierhin hatte ich bereits 7 Kilo verloren. Nun bekam ich erst mal einen Tropf wegen des Flüssigkeitsverlustes und weiterhin Perenterol. Doch es traf weiterhin keine Besserung ein und ohne Toilettenstuhl am Bett ging gar nichts. Ich benutzte jedes Mal Desinfektionsmittel, denn ich war ja nun reichlich vorbelastet mit Geschichten um Bakterien und Keime.
Es wurden Stuhl-, Urin- und Blutproben entnommen und eingeschickt. Beim Ultraschall wegen Darmverdickung Verdacht auf einen Schub. Die Leukozyten waren schon bei der Untersuchung beim Hausarzt doppelt so hoch wie normal und auch jetzt unverändert. Die Stuhlprobe bestätigte den Verdacht auf die heftige Beschädigung der Darmflora durch das monatelange Einnehmen von Antibiotikum. Nun wurde 2x täglich Metronidazol und 1x täglich Mutaflor in Tablettenform gereicht. So besserte sich mein Zustand ein wenig, obwohl ich fast normal essen durfte.
Am Montag, den 26.10.09 durfte ich wieder nach Hause.
Doch es wurde wieder schlimmer. Nachts konnte ich den Durchfall nicht halten und machte mir regelmäßig in die Hose. So musste ich mehrmals nachts duschen und mein Bett frisch beziehen. Ohne Tanni war das kaum zu schaffen. Wieder war sie meine größte Stütze! Nun wurde alles noch schlimmer als vorher. Am 12.11.09 Einweisung vom Gastroenterologe in eine Klinik in Unna.

Ich war körperlich jetzt voll am Ende, da ich mittlerweile schon über 10 Kilo abgenommen hatte. Eigentlich war kein Platz mehr in der Klinik frei, doch als Sie mich in meinem Zustand sahen, setzten sie wirklich alle Hebel in Bewegung um das zu ändern. Ich kam allein auf ein Doppelzimmer, da Ansteckungsgefahr drohte. Nach einigen Untersuchungen stand fest, dass sich ein Darmkeim gebildet hatte. Deshalb war auch die Darmflora total angegriffen. Die Ärzte zeigten mir ein Röntgenbild meines Darms und konnten es selbst nicht fassen. Einen Darm in dem Zustand hatten Sie noch nie gesehen. Nun galt es den Keim zu bekämpfen. Ich fragte nach und man sagte mir, dass man jetzt diesen Keim abtöten musste, um die Darmflora wieder ins Gleichgewicht zu bringen. Wieder Tränen, Ängste und Ungewissheit. Mein Körper war dermaßen ausgetrocknet, dass die Ärzte es nicht schafften, mir an irgendeiner Stelle Blut abzunehmen. So entschlossen Sie sich am 13.11.2009 für ein ZVK am Hals. Aber auch hier ging zunächst nichts. Nach mehrmaligen Fehlversuchen, gaben Sie zunächst auf. Irgendwie schafften Sie es dann doch noch und ich bekam Flüssigkeit und Medikamente über den Zugang. Bis hierher war es allerdings ein sehr schmerzhafter Vorgang, den ich gerne wieder vergessen möchte. Es blieb auch nicht aus, dass ich bei dieser Prozedur total auslief und in meinem eigenen Kot lag. Immer wieder fragte ich mich, wann dieser Alptraum endlich enden würde.
Es kamen nun noch weitere Begleiterscheinungen der Austrocknung hinzu. So bildete sich das Zahnfleisch zurück, Haare fielen aus und die Haut wurde bei jeder Berührung rot und schuppte nicht unwesentlich. Ich wurde nun mit zwei Antibiotika gleichzeitig behandelt. Das eine bekam ich über den ZVK

und das andere, es hieß „Vancomysin“, in Flüssigform. Mein Durchfall besserte sich zunächst einmal nicht. Ich machte mir weiterhin mehrmals täglich in die Hose und nahm noch weiter ab. Mein Spiegelbild erkannte ich kaum noch. Diese Frau hatte ich noch nie gesehen und ich fing an, sie zu hassen. Ohne Bekleidung sah ich magersüchtig und dem Tod nahe aus. Auch wenn es sich komisch und übertrieben anhört, es war so. Die Nächte wurden zum Horrortrip, da ich mich 2 Mal stündlich auf dem Toilettenstuhl entleeren musste. So dass ich morgens bis zu 16 Sitzungen hinter mich gebracht hatte. Tagsüber war ich so schlapp und müde, dass ich fast nur auf dem Bett lag und immer wieder kurz einschlief.

Zusätzlich plagten mich Alpträume, die mich immer wieder mit dem Tod bekannt machten. So etwas habe ich noch nie erlebt. Ich stand an einem Abgrund und jemand hinter mir versuchte, mich runter zu schuppsen.

Ich habe mich immer wieder dagegen gewehrt, so dass diese Träume nach einiger Zeit wieder aufhörten.

Durch die Austrocknung war der  Verlust von Eiweiß im Körper so groß, dass sich als Folge Wasser in den Füßen bis hin zu den Oberschenkeln  eingelagert hatte. Ich sah aus wie ein Michelinmännchen und bekam kaum noch Schuhe an. So langsam musste ich wieder anfangen zu essen. Nachdem die Blutwerte einigermaßen stimmten, begann ich mit Kartoffelpüree, um den Darm zu testen.

Das ging im wahrsten Sinne des Wortes  in die Hose.

Wieder mal war ich voll bis oben hin und konnte nichts davon halten. Nachdem Schlammassel wurde erst einmal wieder auf Flüssignahrung umgestellt. Bis Freitag, den 20.11. ging es dann auf und ab mit mir.

Zwischenzeitlich bekam ich einen Kreislaufkollaps. Freude und Leid haben nie näher zusammen gelegen.
Sollte es dann am Wochenende noch mal mit Püree versuchen und siehe da, er ist dringeblieben. Nun bekam ich auch Wassereis, um den komischen Geschmack im Mund loszuwerden. So langsam wirkten auch die Medikamente und es fing an, mir besser zu gehen. Ich versuchte nun oft mein Bett zu verlassen und durch das Zimmer zu laufen, damit sich der Zustand der Beine verbesserte und sich mein Kreislauf stabilisierte. Sehr belastend war es aber schon, dass niemand ohne Schutzkleidung in mein Zimmer durfte und meine Freiheit sich auf ein paar Quadratmeter beschränkte.
Doch es ging immer weiter. So kam es dann, dass meine Blutwerte sich weiter verbesserten und ich nach und nach mehr Nahrung zu mir nehmen konnte. Das waren noch keine großen Portionen, aber es tat sich was. Mit dem Durchfall ging es deshalb immer auf und ab. Mal ging es gut, mal wurde ich bestraft. Ich hatte noch lange nicht die Gewalt über meinen Körper zurückgewonnen, doch ich machte Fortschritte. Musste ich zu Anfang nachts eine Windel tragen, genügte jetzt eine kleinere Vorlage. Wer so was noch nicht erlebt hat, für den hört sich das Ganze wahrscheinlich witzig und unwahr an, doch es ist weder das eine noch das andere.
Ich weiß heute nicht mehr, wo ich all die Kraft hergenommen habe, um das durchzustehen. Nach den ganzen OPs hatte ich gehofft, es würde bergauf gehen und ich hätte es geschafft. Doch immer wieder Rückschläge und immer wieder von vorne anfangen, das kostet Nerven. Mein psychischer Zustand war nicht mehr der beste und die Ärzte, die wirklich sehr nett waren und sich sehr bemühten, schlugen mir ein Gespräch mit

einem ihrer Psychologen vor. Da ich ja nichts zu verlieren hatte, willigte ich ein und ein paar Tage später stand sie in meinem Zimmer. Es sah zunächst sehr witzig aus, als sie mit kompletter Schutzkleidung vor mir stand und mich begrüßte. Doch sie hatte die Situation schnell erkannt und verwickelte mich in ein aufschlussreiches Gespräch. Von nun an kam sie mehrmals wöchentlich und es tat mir wirklich gut. Besuch bekam ich hier nämlich sehr wenig, da viele Bekannte Angst hatten sich anzustecken. Die Gefahr war allerdings äußerst gering bis gar nicht gegeben. Doch ich konnte es auch niemanden verübeln, wenn er sich dagegen entschied. So freute ich mich jeden Tag auf Tanni und auf diejenigen, die den Weg zu mir nicht scheuten. Nun war ich schon 2 Wochen hier und die Ärzte waren guter Dinge. Ich hingegen hatte das Gefühl, der Durchfall würde nie wieder aufhören. Den hatte ich jetzt schon seit 8 Wochen. Ich sollte Geduld, Geduld und noch mehr Geduld haben, dann würde das schon werden. Das Wort wird noch zum Klassiker in meinem Leben.

### *Meine Geduld wird belohnt*

Es kamen nun Nächte, in denen ich weniger oder gar nicht auf den Toilettenstuhl brauchte. Erst dachte ich, es wäre ein Traum, doch es war die Wirklichkeit. Hatte sich meine Geduld wieder mal ausgezahlt? Heute, am Samstag, den 27.11.09, ging ich nachts zum ersten Mal seit langer Zeit auf die Toilette und nicht auf den Stuhl. Das hat mich glücklich gemacht und ich habe vor Freude geweint. Auch mein Appetit hat sich deutlich gebessert.

Ich versuche, so viel wie möglich zu essen und hoffte, der Darm kann es wieder verarbeiten. Ich wiege nur noch 44 Kilo, habe also viel nachzuholen. Nach weiteren Stuhl- und Blutproben stellte sich am 30.11. heraus, dass der Keim nicht mehr nachzuweisen ist, so dass die Isolierung aufgehoben wurde. Ich war happy und machte einen ersten kleinen Spaziergang durch die Innere Abteilung. Das war wie eine wieder gewonnene Freiheit, aber auch anstrengender als ich dachte. Wenn es keine Rückschläge mehr gibt, darf ich am Donnerstag, den 03.12. nach Hause. Natürlich wird der Durchfall auch noch länger vorhanden sein, aber die schwerste Zeit habe ich laut Aussage der Ärzte hinter mir.

### *Wieder zu Hause*

Es war endlich so weit. Heute durfte ich nach 3 Wochen endlich nach Hause. Unsere Wohnung kam mir so verdammt groß vor. Tanni achtete darauf, dass ich mich nicht übernahm und vorsichtig mit mir umging. Ja, sie kannte mich halt am besten und wusste, dass ich nicht so stark war, wie ich vorgab. Nun hatte ich fast ein ganzes Jahr Höhen und Tiefen in teilweise unvorstellbaren Dimensionen erlebt und hoffte erneut, es geschafft zu haben und wieder ein relativ normales Leben führen zu dürfen.
Vor der ersten Nacht zu Hause hatte ich große Angst. Doch die verlief besser, als ich dachte. Durch meinen guten Appetit, habe ich bereits 3 Kilo wieder zugenommen und wiege nun 47 Kilo. Das hört sich doch schon mal ganz gut an, auch wenn ich noch lange brauchen werde, um wieder die Steffi zu sein, die

nicht nur ich, sondern auch meine Familie und meine Freunde kennen. Die Treppen zu unserer Wohnung machen mir schwer zu schaffen, dafür ist aber das Wasser aus meinen Beinen verschwunden. Auch meine Haut ist immer noch sehr sensibel und es fallen weiterhin Haare aus. Nun habe ich mir auch noch einen Schnupfen eingefangen, den ich mit Nasenspray versuche weg zu bekommen, damit ich nicht zum Arzt muss. Versuche auch jeden Tag, ein bisschen an die frische Luft zu gehen und mich zu bewegen, damit mein Körper wieder in Schwung kommt. Morgen muss ich zum Gastroenterologen. Bin gespannt, was er zu meinem Zustand sagt. Dem Antrag auf Schwerbehinderung wurde mit 60% stattgegeben und ich erhielt einen dementsprechenden Ausweis.

*Erneuter Schock*

Seit gestern, dem 12.12. habe ich wieder mehr Durchfälle. Konnte es wieder nicht halten und musste sofort duschen. Was war denn jetzt schon wieder los?
Habe Angst, dass alles wieder von vorne losgeht. Rufe gleich sofort mal meinen Gastro an. Scheiße, ich will nicht schon wieder ins Krankenhaus.
Mein Arzt ist sich sicher, dass dies nur ein kleiner Rückfall ist, weil dem Darm vielleicht schon zu viel zugemutet wurde. Obwohl sich die Durchfälle immer mehr häufen, bleibt Dr. Schicker auch nach einem weiteren Telefonat bei seiner Aussage. Sonst hatte er eigentlich immer Recht, aber dieses Mal konnte ich, auf Grund der Geschehnisse der letzten Zeit, seine Meinung nicht teilen. Mein Appetit blieb wieder mal aus, aber ich

versuchte wenigstens viel zu trinken. Trotzdem wuchs der Druck auf mich wieder an, da ich nicht weiter abnehmen durfte. Dies ließ sich aber nicht vermeiden, so dass ich schnell wieder auf 45 Kilo zurück fiel. Wieder ging es auf und ab. Mal hatte ich mehr und mal weniger Durchfall. Am 23.12. wollte ich so gerne zu Mike fahren, um ihm schon mal sein Weihnachtsgeschenk zu übergeben, da wir uns am 24. leider nicht sehen können. Jetzt hatte ich große Angst, es nicht bis zu ihm zu schaffen, dabei hatte ich mich doch so auf ihn gefreut. Irgendwie muss ich da hin. Ich möchte ihn so gerne drücken und Zeit mit ihm verbringen.

Bin dann auch da gewesen und wir hatten trotzdem einige schöne Stunden.

Heiligabend waren wir dann noch bei Tannis Vater und am ersten Feiertag bei ihrem Bruder. Das war alles noch sehr schön, auch wenn ich oft auf die Toilette musste. Doch am zweiten Weihnachtsfeiertag ging nichts mehr, so dass Tanni mich erneut nach Unna ins Krankenhaus brachte. Wieder bekam ich Antibiotikum, wurden Stuhlproben entnommen und wieder wurde ich vorerst isoliert.

Doch ein paar Tage später, kam die Entwarnung. Es wurde kein Keim gefunden und die Tabletten wirkten auch bereits. Mein Zustand besserte sich und ich durfte am 30.12. wieder nach Hause. Mein Arzt hatte Recht behalten und ich beruhigte mich wieder ein bisschen.

*Es ist endlich vorbei*

Auch wenn ich das Jahr 2009 niemals vergessen werde, so habe ich am Ende doch noch den Weg zurück in mein Leben gefunden.
Mein Appetit ist grenzenlos und ich nehme weiter zu. Heute haben wir Freitag, den 08.01.10 und ich fühle mich gut. Mein Gewicht konnte ich auf 48 Kilo erhöhen und ab nächste Woche beginne ich endlich mit Muskelaufbautraining und Krankengymnastik. Ich habe wieder Ziele und möchte wieder arbeiten.
Obwohl sich der Wiederaufbau meines gesamten Körpers schwieriger darstellte, als ich anfangs dachte, gab ich mir viel Mühe und versuchte noch einmal Geduld zu haben. Erst jetzt fiel mir richtig auf, wie geschwächt ich war und wie viel ich noch an mir arbeiten musste. So passierte es, dass ich mich auf dem Weg zum Physiotherapeuten, beim schnellen Überqueren der Straße, lang machte, da meine Beine streikten. Ich wusste gar nicht, wie mir geschah, plötzlich lag ich mitten auf der Fahrbahn und hatte Glück, dass kein Auto kam. Dabei hatte ich mich so erschrocken, dass mir die Tränen aus den Augen schossen und Passanten mir ihre Hilfe anboten. Das war echt gespenstisch! Als ich dieses Erlebnis kurz darauf im Reha-Zentrum erzählte, erklärte man mir, warum das passiert ist und warum ich in nächster Zeit nur gehen und nicht laufen sollte. Einige Tage später passierte es mir an anderer Stelle noch einmal, weil ich in Gedanken war und bereits vergessen hatte, dass meine Gelenke noch nicht konnten. Am 27.01.10 musste ich zum Gastro. Ich hatte immer wieder Angst schlechte Nachrichten zu bekommen. Doch es war alles in Ordnung.

Ich hatte zwar immer noch genug Durchfall, aber keinen Schub. Der Darm erholte sich, aber langsam. Mein nächster Termin beim Orthopäden stand an und auch hier ging ich mit gemischten Gefühlen hin. Der Arzt sagte mir, ich müsste auch weiterhin viel Geduld haben, denn ich wäre nicht krank, sondern schwer krank gewesen. Es würde ihn selbst am meisten erstaunen, dass wir zu diesem Zeitpunkt schon von Wiedereingliederung sprechen würden, da er zwischenzeitlich in Gedanken schon den Rentenantrag auf dem Tisch liegen hatte. Ich freute mich auf einen Neuanfang und so ging ich im Februar für erst einmal täglich 4 Stunden zur Arbeit. Es wurde anfangs schwerer, als gedacht, doch ich versuchte zu kämpfen. Leider wurde nach und nach auch der Durchfall wieder schlimmer, so dass ich schon nach einiger Zeit wieder zu Hause bleiben musste. Das war vom 02.03.-12.03.10. Ich machte mir große Sorgen, weil ich den Stuhlgang nicht halten konnte und wieder kamen Zweifel auf, dass ich jemals wieder „Ich" sein werde. Warum? Warum, hört es nicht endlich auf? Diese Frage hatte ich mir und auch anderen in all den Monaten tausend Mal gestellt und immer wieder das Wort „Geduld" gehört. Ich konnte es einfach nicht mehr hören, auch wenn sie wahrscheinlich Recht hatten und es „nur gut mit mir meinten". Tage später wurde es langsam wieder besser und ich erholte mich von diesem weiteren Rückschlag. Am Montag, den 15.03. ging ich wieder arbeiten, diesmal für täglich 6 Stunden. Schritt für Schritt ging es bergauf und ich fühlte mich wieder gebraucht. Einige Bewegungen waren noch recht eingeschränkt, doch laut Arzt sollte im Laufe der Zeit auch hier noch Besserung eintreten. Ich musste zusätzlich zur normalen Nahrung, Astronautenkost zu mir nehmen, da mein Gewicht durch das ständige

Auf und Ab noch zu wünschen übrig ließ. Die Wiedereingliederung wurde zum 31.03.abgeschlossen. Mein Vertrag wurde auf eigenen Wunsch auf täglich 6 Arbeitsstunden abgeändert. Ich hatte lange Zeit Muskelkater in Armen und Beinen und war mittags froh, nach Hause zu dürfen. Schmerzen im Hüftbereich blieben auch nicht aus und seit der vielen OPs ist das Taubheitsgefühl im rechten Oberschenkel und auf dem Fußrücken immer noch vorhanden. Aber ich will nicht meckern. Ich will einfach wieder leben und glücklich sein dürfen. Es hilft mir auch nicht weiter, wenn ich in meinem Kopf immer und immer wieder die Ärzte anklage, die für diesen Zustand verantwortlich sind. Mittlerweile habe ich Hilfe bei einem Psychologen gefunden. Es fiel mir zwar zuerst sehr schwer, diesen Weg zu gehen, doch nach und nach merkte ich, dass es richtig war und es mir gut tat.

## *Epilog*

Es dauerte noch einige Monate, bis ich körperlich und seelisch wieder obenauf war. Ich hatte hart an mir gearbeitet und fand sogar den Spaß am Leben wieder.

Dabei habe ich nicht vergessen, wem ich das zu verdanken habe. Deshalb möchte ich an dieser Stelle meine Familie, meine Freunde und besonders meine Frau erwähnen und ihnen sagen, wie froh ich bin, das es sie gibt. Mit diesen Worten möchte ich das Buch beenden und hoffe, dass ich allen Lesern einen Eindruck in mein bewegtes Leben mit „ Morbus Crohn“ geben konnte und es Betroffene der gleichen Krankheit nun etwas leichter haben, mit dieser umzugehen und über sie zu reden.

*Anmerkung*

*Dieses Buch ist eine Autobiographie, weshalb Ähnlichkeiten usw. nicht vermieden werden konnten. Es wurden jedoch alle Namen geändert.*